AF524068

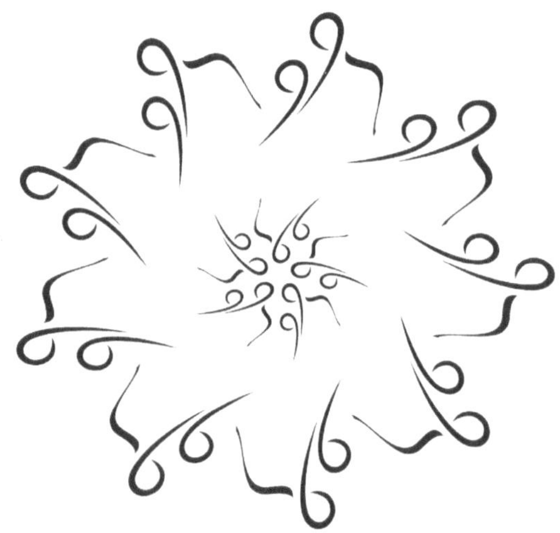

Milche - Selbstvertrauen des Inneren Kindes

ISBN 978-3-946812-12-8

Alle Informationen dienen der spielerischen Selbsterfahrung. Sie wurden nach bestem Wissen und Gewissen erarbeitet. Diagnose und Behandlung von Erkrankungen gehören in die Hände eines Arztes/Therapeuten! Für Nachteile und Schäden, die durch die Benutzung des Buches und der Kartensets entstehen könnten, wird vom Verlag keine Haftung übernommen.

Inhalt

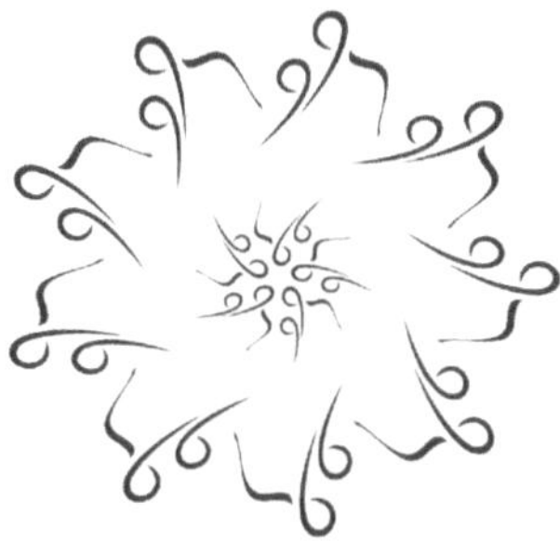

Einführung

Was ist Seelenhomöopathie?

In der Seelenhomöopathie gehen wir davon aus, dass unsere sichtbare und direkt erfahrbare Welt lediglich der feststoffliche Anteil der Wirklichkeit ist. Gleich einem hörbaren Ton enthält alles, was ist, auch noch Obertöne und Untertöne, die wir selbstverständlich auch wahrnehmen, die uns aber selten zu Bewusstsein kommen.

Die sogenannte westliche Welt, also unsere abendländische Kulturentwicklung, hat über die vergangenen Jahrhunderte hinweg einen Weg beschritten, der die Existenz feinstofflicher Energien immer mehr abgelehnt und negiert hat, bis wir heute vor dem Phänomen stehen, dass die „Allgemeinheit" geneigt ist, alles für inexistent zu erklären, was nicht mit den derzeit zur Verfügung stehenden Methoden gemessen/bewiesen werden kann. Gleichzeitig entsteht aber sowohl in der Wissenschaft wie auch bei der suchenden Bevölkerung ein immer breiteres Verständnis für Energien und Phänomene, die jenseits der zur Zeit „beweisbaren" Ergebnisse liegen.

Die Medizin hat sich in den letzten Jahren zu einem Schlachtfeld dieses Themas entwickelt. Über religiös-spirituell von einem Kirchendogma abweichende Meinungen, wie in den vergangenen Jahrhunderten geschehen, regt sich heutzutage niemand mehr auf.
Mit der Entwicklung der Medizin seit dem 19. Jahrhundert sind segenbringende Schritte zur Gesundung der Allgemeinheit geschehen. Bewusstsein für Hygiene spielte dabei eine wichtige Rolle. Heute sind uns Kanalisation und saubere Lebensmittel (meistens) selbstverständlich. Aber die Angst vor großen Seuchen nimmt wieder zu. Die Idee, dass man sogenannte „Erreger" nur ausrotten muss, um bestimmte Krankheiten auszuschalten, hat sich nicht wirklich bewahrheitet. Diese Ansicht stammt aus kolonialistischen Zeiten mit einem Weltbild, dass uns bis heute Vernichtungskriege beschert, sowohl im menschlichen Körper wie im Erdkörper.

In allen Weltkulturen außer der abendländischen seit der „Aufklärung" gibt es einen Zugang und Beschreibungen der anderen Seite der Wirklichkeit.
Je nach Kultur unterscheiden sich die Darstellungen, aber der gemeinsame Nenner ist stets die Existenz geistiger Welten, mit denen man im Austausch

steht. Dieser sogenannte Aberglaube wurde und wird bei uns verteufelt - und in der Medizin mit einer Vehemenz, die Erinnerungen an ganz alte Zeiten der Verfolgung wachwerden lässt. Hier ist viel Angst im Spiel, auf beiden Seiten.

Es hat auch bei uns immer Mediziner gegeben, die nach Zugang zur anderen Seite der Wirklichkeit gesucht haben - und auch gefunden haben.
Die Erfahrung, dass niemand so genau sagen kann, wie Heilung zustande kommt und warum bestimmte Dinge beim einen heilend sind und beim anderen gar nicht, lässt einen Heiler/eine Heilerin nicht kalt! Der Drang zu helfen und zu verstehen lässt sie schon immer bestehende Grenzen/Dogmen suchend überschreiten.

Samuel Hahnemann war so ein Mediziner. Im ausgehenden 18. und frühen 19. Jahrhundert entwickelte er unter großen persönlichen Opfern seine Einsichten in die Wirkkraft verschiedener Substanzen. Die entscheidende Erkenntnis war, dass eine Substanz umso stärker in einen Organismus eingreift, desto weniger man von ihr verwendet, wenn sie vorher unter rhythmischem Verreiben „entstofflicht" wurde. Damit hat Hahnemann die unstoffliche Seite der Wirklichkeit greifbar gemacht. Seitdem gibt es diese Methode, die geistige Essenz aus einer beliebigen Substanz herauszuarbeiten. Die Obertöne wurden beschreibbar! Immer noch existiert allerdings das Phänomen, dass nicht alles bei jedem die gleiche Wirkung entfaltet. Ein weiterer Beweis dafür, dass es beim Thema Heilung um die Interaktion von Mensch und Substanz geht, nicht um Kochrezepte zur Beseitigung von Beschwerden.

Inzwischen wissen wir, dass bereits die Beschäftigung mit Informationen beim Lesenden/Wahrnehmenden eine Reaktion oder Resonanz im Organismus hervorruft. Die Selbstheilungskräfte einer Person sind in der Lage, entscheidende Veränderungen herbeizuführen, wenn die Kernkonflikte und Irrtümer erlöst und bewegt werden. Dadurch erübrigen sich andere heilkundliche Anwendungen nicht - im Gegenteil werden sie vielleicht erst jetzt ihre volle Wirkung entfalten können.

Die Homöopathie hat also eine Beschreibung der feinstofflichen Wirkaspekte einer Substanz geschaffen. Zu Beginn ging es dabei um körperliche Symptome, schnell bekamen aber auch Stimmungen und seelische Konflikte Beachtung. Bestimmte Mittel sind aber so komplex, dass deren Beschreibungen auch von den unerlösten Projektionen der damaligen Prüfer überschattet wurden.
Es kann regelrecht peinlich sein, mit einer dieser Beschreibungen in Verbindung gebracht zu werden. Auch sind sie großenteils in einem patriarchalen Stil des

19./20. Jahrhunderts verfasst, geprägt von einem heute veralteten Menschenbild. Das befriedigte uns nicht!
Zutiefst davon überzeugt, dass alles, was hier existiert, einen unerlösten und einen erlösten Zustand darstellen kann, machten wir uns auf die Suche nach der Kernaussage, die in einer Substanz verborgen liegt. Welcher Lebensbereich wird von der Summe der Symptome dargestellt? Es gestaltete sich ein zeiträumliches Bezugssystem, welches wir als Neunerfeld bezeichnen.

Eine weitere wichtige Erfahrung von uns ist, dass wir die ursprüngliche Vermutung Hahnemanns, mit genau einem Mittel alles auf einmal zu heilen, nicht teilen können. Es kann nach unserer Erfahrung erst in der Zusammenarbeit einiger Mittel die Komplexität eines Krankheitsgeschehens berührt werden. Man kann - vor allem mit hohen Potenzen - den festgefahrenen Zuständen des Energiekörpers einer Person wichtige und entscheidende Hinweise geben. Das „Similia similibus curentur", also das Heilen durch Ähnlichkeit muss sich den komplexen Zuständen unserer Gegenwart und dem modernen Menschen anpassen.

Bleibt nun noch die Frage, was wir unter Heilung verstehen. Der Mensch ist aus verschiedenen energetischen Schichten aufgebaut. Die physisch greifbare Schicht ist sehr gut erforscht und es gibt eine große Menge Heilmittel dafür. Wäre diese Ebene unsere einzige Lebenswirklichkeit, kämen wir mit den vorhandenen Medikamenten bestens zurecht, die „Körpermaschine" könnte gut repariert werden.
Aber in den vitalen Energiebahnen der Meridiane breiten sich die Gefühle aus, die wir geerbt haben oder mitgebracht haben oder die sich seit dem Beginn unserer jetzigen Existenz angehäuft haben.
Dadurch werden die Körperstrukturen mit negativen Energien geflutet. Bevor diese Gefühle nicht erkannt/erlöst/befreit werden, können Medikamente jeder Art nicht dauerhaft helfen.

Indem wir Verhältnisse und Zustände verstehen, benennen und wieder fühlen können, immer wieder aufs Neue, begreifen wir destruktive Abhängigkeiten, Fehlschlüsse und Verhaltensweisen, die aus der Vermeidung von Schmerz resultieren. Diese Erklärungen können wir unbewusst in Form von Medizin/homöopathischen Mitteln zu uns nehmen (was in Form einer Erstverschlimmerung durch den Erkenntnisschreck manchmal recht unbequem sein kann) oder aber durch Lesen und Gespräch in kontrolliertem Eigentempo. Diese Form haben wir sehr zu schätzen gelernt. Jeder Mensch nimmt sich die zur Zeit für ihn passende Menge an Information.

Die volle Fülle schwingt natürlich immer mit, alles Berührbare wird berührt werden.
Heilung gestaltet sich also für jeden Menschen in seinem eigenen Tempo und oft müssen sehr komplexe Zusammenhänge und Abhängigkeiten dafür verstanden werden.

Es entstanden die seelenhomöopathischen Karten, auf denen die unerlösten Zustände einer Substanz schlagwortartig präsentiert werden - gefolgt von einem allgemein gehaltenen und die Seele inspirierenden Lösungsweg. Durch das Lesen und Bedenken dieser Beschreibungen im Kontext einer Frage oder Beschwerde bekommt man Hinweise auf Zusammenhänge, die im feinstofflichen Raum rund um das Thema verankert sind. Es entstehen sofort Anstöße zu einer neuartigen Auseinandersetzung mit dem Problem.
Jeder Mensch kann diese Karten benutzen, es braucht nicht zwangsläufig einen Therapeuten. Die Berührung durch das Wort findet in Eigenregie statt. Therapeutisches Gespräch ist dadurch nicht ausgeschlossen und selbstverständlich zusätzlich hilfreich.

Die Ausführungen in diesem Buch über die Milche bauen auf den Aussagen dieser Karten auf, stellen aber großräumige Erklärungen und ahnenmedizinische Herleitungen dar.
Die von der jeweiligen Tiermilch berührten Emotionen und Verhältnisse werden stichpunktartig dem Text vorangestellt. Ein möglicher Lösungsweg beendet die Besprechung, es schließt sich ein zoologischer Überblick an.
Die Zuordnung einer Tiermilch in die unterschiedlichen Lebensfelder entsteht aus der Möglichkeit, mit den Karten des Kartensets Makrokosmos verschiedene Legemöglichkeiten auszuführen.
Zum Verständnis des seelenhomöopathischen Ausdrucks ist es nicht notwendig, dies zu tun. Es ist lediglich ein weiteres Werkzeug zum Verstehen der verschiedenen Einflüsse, die bei einem Thema auf uns einwirken.

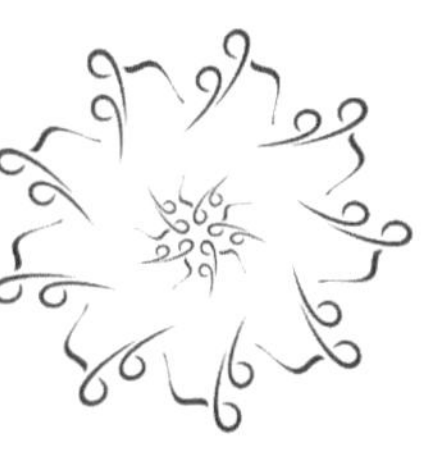

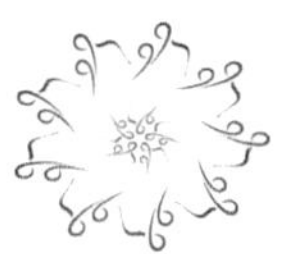

Ahnenmedizin und die neun Lebensfelder

Die Ahnenmedizin - so wie wir sie verstehen - beruht auf der Annahme, dass in unserem Erbgut prinzipiell alle Erfahrungen der beteiligten Menschen gespeichert sind. Jede sich inkarnierende Seele bedient sich aus diesem Erfahrungspool, um ihre Aufgaben und Themen zu gestalten.
Dabei werden selbstverständlich auch die ungelösten Fragen und Themen gestaltet. Diese wollen wir erleben, weil es eben diese sind, die uns in unserer Entwicklung bremsen.
In jeder schwierigen Lebenssituation, Krankheit oder Stagnation stecken Erfahrungen, die noch nicht wahrgenommen wurden.
„Wahr"-genommen, welch treffendes Wort.
Allerdings sind die Gründe für diese Nicht-Wahrnehmung extrem vielfältig und wahrscheinlich so individuell wie der Mensch selbst. Der gemeinsame Nenner ist aber oft Schmerz. Körperlicher Schmerz ist dabei nur eine von vielen Formen. In immer feineren Schwingungsgraden begleitet uns Schmerz bis in die subtilsten Sphären unserer Trennung von der Seelenheimat.
Dazwischen gestalten sich Schicksale.

Um eine komplexe Situation verstehen zu können, reicht es nicht aus, eine einzige Ursache oder einen einzigen Anker in der Vergangenheit zu finden.
Es ist stets ein Geflecht - zieht man an einer Stelle, zwickt es an einer ganz unerwartet anderen.

Ein Weg, mit dieser Komplexität umzugehen, ist in der Ahnenmedizin folgender:

Ein aktuelles Problem, die derzeitige Frage, stellt den Kernkonflikt dar.
Es gibt hier ein Thema, dass sich als Grundton aller übrigen Aspekte benennen lässt. Diese Kernkonflikte werden in der Ahnenmedizin von den Schlangen (Makrokosmos) und den Giftpflanzen (Mikrokosmos) repräsentiert.

Rund um diesen Kernkonflikt gruppieren sich nun Aspekte der menschlichen Persönlichkeit.
Manche von diesen Aspekten sind in der Gegenwart entstanden, manche bringt man individuell aus seiner Seelenvergangenheit mit und manche entstehen aus dem Erbgut mit den Informationen der Ahnen.

- Die Seelenebene stellt den (mitgebrachten) Erfahrungshorizont der jetzt lebenden Person dar.
- Die Ahnenebene stellt die Einflüsse aus dem männlichen und weib lichen Ahnenfeld dar.
- Die persönliche Ebene ist der Ausdruck im Hier und Jetzt, die Art, wie man sich im Leben bewegt.

Ein Kernkonflikt wird also von allen Seiten „gestaltet“ und beeinflusst.

In diesem Buch befassen wir uns mit Tiermilchen und den verschiedenen Formen von mangelndem Selbstvertrauen, die in einem Konflikt verpackt sein können.

Die Persönliche Ebene, der wir die Tiermilche zugeordnet haben, ist das Feld der Gegenwart. Hier handle ich mit den Gefühlen und dem Wissen, die mir aktuell zur Verfügung stehen. Ich beurteile Situationen aufgrund der Meinungen, die ich darüber habe. Das Selbstvertrauen wird gebraucht, um überhaupt auf eine Veränderung hinarbeiten zu können.
Taucht eine Tiermilch bei der Benutzung des Neunerfelds in einer anderen Ebene auf, ist das ein Hinweis auf Wunden und Defizite, die mir in meinem aktuellen Problem weitergereicht wurden - entweder von Teilen meines Ahnenfelds oder meiner eigenen Seelenentwicklung in früheren Zeiten.
Die Beschreibungen der jeweiligen Milch nehmen auf diese Möglichkeit einen Bezug.

Es wird für jede Tiermilch eine Leitlinie gegeben, anhand derer die aufgezählten Themen und Gefühle entschlüsselt werden können. Der gemeinsame Nenner der Überschrift verweist auf die Art der Wunde, die dem geschwächten Selbstvertrauen zugrunde liegt.

Dieses Thema fließt bisher vielleicht gar nicht in die eigenen Überlegungen ein. Sei es, dass man ein eigenes Erlebnis oder eine dauerhafte Belastung ausblendet, weil keine Lösung zu sehen ist. Oder sei es eine weitergereichte Erfahrung, die sich im epigenetischen Erbgut eingeprägt hat und dem Bewusstsein als Realität „verkauft“ wird. Oder sei es eine wiederholt auftauchende Aufgabe des eigenen Seelenwegs, an der man gerne vorbeigehen würde. In der Milch kann man die verborgene Wunde im Selbstvertrauen entdecken.
Ein geheilter Ausdruck von Selbstvertrauen wird bereits in der Überschrift angedeutet.

Wenn man mit dem Kartenset Makrokosmos arbeitet, besteht die Möglichkeit, alle neun Felder mit verschiedenen Karten zu belegen. In diesem Fall ist es möglich, dass eine Milchkarte in einem anderen Lebensfeld zu liegen kommt. Das verändert die Bedeutung natürlich ein wenig. Es macht einen Unterschied, ob die persönliche Ebene mit verwundetem Selbstvertrauen beschäftigt ist oder ob aus der Ahnenebene oder der Seelenebene ein Bedürfnis nach Darstellung (zum Thema der Frage) besteht.

Wenn man ohne Kenntnis des Kartensets dieses Buch liest, kann man sich von den Erklärungen an die Hand nehmen lassen und die eigene Lebensgeschichte auf alte Seelenthemen untersuchen. Wie ist man zu dem geworden, was man jetzt ist? Welche Heilkraft steckt in einer seelenhomöopathischen Tiermilch?

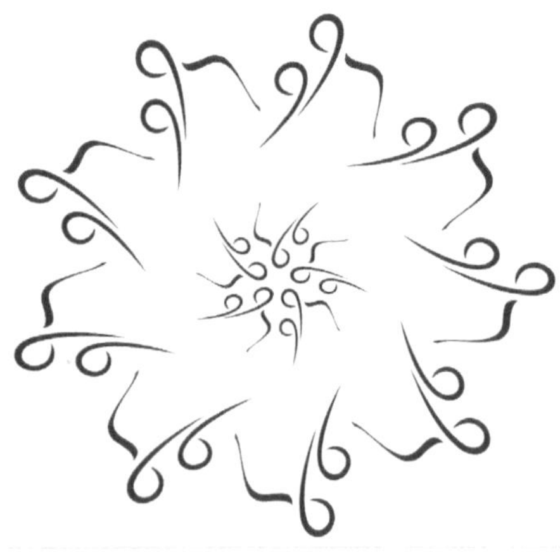

Die 9 Lebensfelder im Überblick

Wo ist die innere Freiheit blockiert? **Freiheit**	Der blinde Fleck. Was ist nicht verbunden? **Verbundenheit**	Wie ist das Selbstvertrauen geschwächt? **Selbstvertrauen**
Wie geht es der inneren Führungskraft? **Ahnenfeld männlich**	Einblick in den Kern des Konfliktes. **Torwächter**	Wie geht es der inneren Versorgung? **Ahnenfeld weiblich**
Der Focus der Seelenaufgabe **Seelenebene Zeit**	Die Entfaltung der Seelenaufgabe **Seelenebene Wesen**	Der Raum der Seelenaufgabe **Seelenebene Raum**

Milch und Milche

Milch wird definiert als eine kolloidale Dispersion von Eiweißen, Milchzucker und Milchfett in Wasser. Sie entsteht in den Milchdrüsen von Säugetieren, die damit ihre Neugeborenen ernähren. Milchgebende Tiere (Menschen hier eingeschlossen) werden auch als Plazentatiere bezeichnet.

Die Merkmale dieser sogenannten Höheren Säugetiere sind neben dem Säugen mit Milch auch:

- das Lebendgebären
- die Lungenatmung
- ein Zwerchfell zwischen Brustkorb und Bauchraum
- drei Gehörknöchelchen (Hammer, Amboss, Steigbügel) im Mittelohr
- ein ausgeprägter Neocortex
- das Vorhandensein von Fell aus Haaren. Diese können sich je nach Lebensweise völlig zurückgebildet haben, sind aber zumindest im Embryonalstadium noch anwesend.

Die Bildung von Milch wird durch das Hormon Prolaktin angeregt. Es fördert außerdem die elterliche Fürsorge und ist an verschiedenen immunologischen Prozessen beteiligt. In einer Schwangerschaft vermehrt sich die Bildung dieses Hormons um rund 25 %. Das Saugen des Säuglings an der Milchdrüse erhöht seine Ausschüttung und unterdrückt gleichzeitig eine erneute Ovulation.
Bei physischem oder psychischem Stress sowie bei Psychopharmakaeinnahme und Tumorwachstum ist die Prolaktinbildung beim Menschen - bei beiden Geschlechtern - erhöht.

Milch als alleiniges Nahrungsmittel für Neugeborene und junge Lebewesen hat die faszinierende Fähigkeit, alle enormen Wachstumsprozesse dieser ersten Lebenszeit zu ermöglichen. Es ist noch nicht einmal nötig, zusätzlich Wasser zu geben. Wenn die nährende Mutter (einigermaßen) gesund ist, entstehen beim Kind keinerlei Mangelerscheinungen. Gleichzeitig wird es vor vielen Infektionen geschützt.
Milch ist stets weißlich, obwohl keiner der Inhaltsstoffe allein dafür verantwortlich ist. Sie ist die komplexeste Substanz, die man sich denken kann.

Die Milch der verschiedenen Säugetiere ist so verschieden wie ihre Lebensweisen. Keine Säugetiermilch gleicht der anderen. Jede Milchart ist auf die Bedürfnisse ihrer Spezies abgestimmt.

Die Fähigkeit, Milch zu verdauen, verliert sich mit dem Erreichen eines bestimmten Lebensalters - ebenfalls recht verschieden in den Spezies. Über Jahrtausende haben sich diese Vorgänge aufeinander abgestimmt.

Lediglich der Mensch hat - in bestimmten Kulturbereichen - die Milch artfremder Wesen in seinen Speiseplan integriert. Nahrungsengpässe in den Kälteperioden haben wohl dazu beigetragen. Die komplexe menschliche Darmflora hat sich in diesen Kulturgebieten daran angepasst und produziert das Enzym Laktase, welches Milchproteine fremder Milchen aufspalten kann. Fehlt es, entstehen unangenehme Begleiterscheinungen beim Verzehr von Milch, Käse und ähnlichem.

Verlassen wir den rein stofflichen Bereich der Analyse, erscheint die Redewendung „Das hat man bereits mit der Muttermilch aufgesogen". Jede völlig selbstverständliche Fähigkeit oder Überzeugung eines Wesens kann man auf diesen Umstand zurückführen. Noch bevor man eine eigene Meinung haben kann, wird man „gefüllt" mit der Fähigkeit, an diesem Ort und zu dieser Zeit am Leben teilzunehmen.
Es gibt die Ebene des Immunschutzes, der einige schwierige Krankheiten fern halten kann, bis man selbst dazu in der Lage ist. Es gibt aber auch die Ebene der speziellen Fertigkeiten, die eine Weiterentwicklung ermöglichen.
Im Tierreich und auch bei Menschen, die in Notzeiten leben, geht es häufig um Fähigkeiten des besseren Überlebens.
Die Fähigkeit zum Umgang mit Mangelsituationen und eine erhöhte Resilienz gegenüber Bedrohungen steigern die Überlebensrate.

Lebt man in friedlichen Zeiten, werden über das Stillen aber auch „kulturelle" Eigenheiten weitergegeben. Vor allem aber sind es die Herzensenergien der Mutter, eine Milch gefüllt mit den Gefühlen dieser stillenden Person.
Durch sie hin besteht eine Verbindung zu allen vorangegangenen Müttern in einer endlosen Abfolge von weitergereichtem Leben.
Immer also sind das gerade bestehende Umfeld und die aktuellen Gefühle der Mutter ein Teil der Nahrung für den Säugling.

Ist es denn im Tierreich anders?
Das kann schon ganz logisch gesehen nicht anders sein. Auf der körperlichen Ebene gibt es keine wesentlichen Unterschiede in der Weitergabe von Erbgut und Erfahrung - also Genen und epigenetischer Speicherung.
Die Liebe einer Mutter zu ihrem Nachwuchs ist sehr artspezifisch, aber doch trotzdem überall vorhanden. Und das Tiere, jedenfalls die scheinbar höher

entwickelten Säugetiere, Gefühle haben, wird mittlerweile eigentlich allgemein anerkannt.

In ihrer Milch drückt jede (Tier-)Mutter ihre Gefühle aus, durch körpereigene Hormone und Botenstoffe, die - aus gutem Grund? - nur unvollständig wissenschaftlich untersucht werden.
Vielleicht würde es uns dann nämlich erschrecken, was die Kuh für Gefühle in ihre Milch gibt.
Aber am Ende wird durch den allgegenwärtigen Konsum von Kälbchennahrung die Gerechtigkeit wieder hergestellt: man zwingt sich durch Milchkonsum zur Verarbeitung von Gefühlen, die man anderen Wesen aufgezwungen hat.
Selbstverständlich erschließt sich diese Sichtweise nur dann, wenn man die feinstoffliche Weitergabe von Informationen (= Homöopathie) für gegeben hält.
Es soll hier nicht der Veganismus gepredigt werden.
Es ist aber eine ernsthafte Untersuchung der „feinstofflichen" Inhalte jedweder Nahrung einfach eine Form von klugem Verhalten.
Nicht nur Medizin - stoffliche und homöopathische - verändert das Bewusstsein, sondern jede Substanz, die man verdauen muss.

Eine grobstofflich aufgenommene Milch wird also vom persönlichen Mikrobiom des Menschen, der guten alten Darmflora, aufgenommen und weitergeleitet. Die darin enthaltenen hormonellen Botschaften werden Teil der persönlichen Gefühlswelt.

Nimmt man aber eine homöopathisch potenzierte Milch als sogenanntes Milchmittel zu sich, entsteht eine abstrakte Interaktion mit den Gefühlswelten des nährenden Muttertiers.
Die Lebensumstände des Muttertiers fließen dabei in das Homöopathikum mit ein.
Ähnlichkeiten berühren mich in meinen menschlichen Lebensumständen, die ich durch diese homöopathische „Abstraktion" sehen, verstehen und fühlen kann.

Das ein Milchmittel nun ausgerechnet das Selbstvertrauen ausdrücken kann, ist mit den bisherigen Ausführungen nicht mehr von der Hand zu weisen. Mit den folgenden zwölf Darstellungen ausgewählter Milchmittel, die einen Teil des Kartensets Makrokosmos bilden, kann man sein Selbstvertrauen aus zum Beispiel Unsicherheit, Hörigkeit oder Überempfindlichkeit erlösen - wenn es denn angezeigt ist.

Das Unterbewusstsein weiß am Besten, welche Botschaft gerade angebracht ist und „zieht" die entsprechende Karte aus dem großen Stapel.
Dieser Methode haben wir gelernt, zutiefst zu vertrauen, die Stimmigkeit der Ergebnisse ist einfach nicht zu leugnen.
Und deshalb haben wir auch das Selbstvertrauen, diese eher „unwissenschaftliche" Methode des Kartenziehens in den Fokus unserer Arbeit mit der der Seelenhomöopathie zu stellen.

Sollten Sie als Leserin/als Leser dieses Buchs nicht im Besitz der seelenhomöopathischen Karten sein, lassen Sie sich nicht davon abhalten, sich in den Ausführungen wieder zu finden. Schlussendlich haben alle diese Mittel mit jedem von uns zu tun. Das Selbstvertrauen der Menschen wird schon so lange geknechtet und verbogen, dass man nie genug davon bekommen sollte, es zu nähren und zu ehren. Genauso wie die Verbindung zu unseren Ahnen - den persönlichen und den überpersönlichen, über die wir alle als Menschengemeinschaft verbunden sind. Bis zurück zum Ursprung.

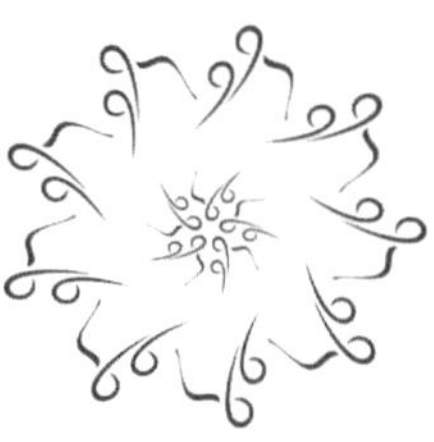

Was bedeutet Selbstvertrauen?

Selbstvertrauen ist eine völlig subjektive Einschätzung der eigenen Fähigkeiten und Ressourcen. Es wächst auf dem Boden der Erfahrungen, die ein Mensch im Rahmen seiner Lebenswelt macht. Selbstvertrauen ist auch innerhalb eines Menschen verschieden stark ausgeprägt.
Manches traut man sich eben problemlos zu, bei anderen Themen fehlt es.

Der Grad des Selbstvertrauens hängt also von der unterschiedlichen und subjektiven Beurteilung der eigenen Befähigung für bestimmte Tätigkeiten ab. Dabei ist die „subjektive Beurteilung" von entscheidender Bedeutung: man kann sein Selbstvertrauen ständig oder nur situationsbezogen überschätzen oder unterschätzen. Von außen kann man beobachten, dass diese Über- oder Unterschätzung entweder berechtigt oder unberechtigt ist.

Es ist also der Vergleich zwischen der Anforderung und den eigenen Möglichkeiten, welcher das Maß an Selbstvertrauen bestimmt.
Weder ein besonders hohes Selbstvertrauen noch ein chronisch zu niedriges Selbstvertrauen sind für ein zufriedenes Leben förderlich.

Durch Selbstüberschätzung können vielfältige Probleme auftreten. Auch die Erwartungshaltung der Umgebung lässt einen Druck entstehen, dem man nicht mehr ohne Weiteres entkommt.
Im anderen Extrem, also der Selbstunterschätzung, weicht man einer Entwicklung aus. Das Leben pflegt seine Aufforderungen dann ein bißchen deutlicher zu gestalten.

Das Selbstvertrauen eines Erwachsenen ist vermeintlich etwas, das man trainieren kann. In gewissen Grenzen ist es ja auch möglich, sich selbst zu überreden oder gar zu überlisten. Auch durch professionelle Trainings lässt sich ein (vermeintlich) gesundes Selbstvertrauen herstellen. Dann übt man den offenen Blick und die aufrechte Körperhaltung, eine deutliche Sprechweise und freundliche Mimik.

Aber im Grunde genommen sind es doch unsere Erinnerungen und Erfahrungen aus der Kindheit, die im Jetzt behindern.
Das Innere Kind von heute möchte niemals wieder erleben, was damals zu Scham und Schuldgefühl geführt hat.

Zum Beispiel:
Möchte man vor einer Gruppe von Menschen etwas vortragen - was auch immer das sein mag - ist man zwangsläufig damit konfrontiert, angeschaut und beurteilt zu werden. Für das, was man von sich gibt genauso wie für sein Aussehen und die Art der Präsentation.
Trägt man Erinnerungen an abfällige Bemerkungen über sein Aussehen in sich, tritt die zu vermittelnde Botschaft wahrscheinlich weit in den Hintergrund und viel Energie wird dafür verbraucht, diese Wunden sowohl vor sich selbst als auch vor der Öffentlichkeit zu verbergen.

Man kann also noch so gut sein in der Sache, die man vortragen möchte, man schafft es eventuell nicht, sein volles Potential zu zeigen. Wurde man früher ganz allgemein in seiner Integrität gedemütigt, wird die Angst vor erneuter Demütigung - völlig unbewusst - das eigene Charisma unterbinden.

Aber auch die andere Seite des ungenügenden Selbstvertrauens führt zu Unstimmigkeiten. Wurde man als Kind stets darin bestärkt, etwas „Besonderes" zu sein, ohne gleichzeitig für die Ausbildung besonderer Aspekte zu sorgen, wird Selbstüberschätzung dazu führen, das die Ergebnisse des eigenen Handelns nicht mit den Erwartungen übereinstimmen.

Es gibt also nicht „das" Selbstvertrauen, sondern es ist eine Summe von Gefühlserinnerungen und Überzeugungen, die sich auf die Situation beziehen, die gerade bewältigt werden soll. In der Achse des weiblichen Ahnenfelds wächst aus der inneren Versorgungskraft die „Milch", also die Nahrung für das Selbstvertrauen.

Man wächst also durch die Nahrung seines Umfelds zu dem Menschen heran, der man später einmal ist. Nicht nur die Mutter und ihre „Milch", auch der Vater und alle anderen Personen des näheren Umfelds bauen am späteren Selbstvertrauen eines Menschen mit.
Im Gegensatz zum Urvertrauen, dass sich nicht durch Heilarbeit „herstellen" lässt, kann man als Erwachsener an einem verwundeten Selbstvertrauen einiges gerade rücken. Selbstvertrauen hat viel mit Selbstbewusstsein zu tun.

Bewusstsein entsteht immer durch Wahrnehmung der Wirklichkeit. Allzu oft wird die Wirklichkeit aber verschleiert, verzerrt oder geschönt. Die Gründe dafür sind so vielfältig wie das Leben und Ausdruck des Strebens nach Erfolg. Auch unsere Ahnen strebten selbstverständlich nach Erfolg.

Die Bewältigung der realen Lebensverhältnisse kombiniert mit Gefühlsverstrickungen und Meinungsdiktaten/Ideologien führte und führt noch heute dazu, die Wirklichkeit nicht vollständig wahrnehmen zu können/zu wollen/zu dürfen.

Je mehr wir die Wirklichkeit der Lebensverhältnisse sowohl unserer Gegenwart wie auch der unserer Ahnen klar benennen und verstehen, desto mehr können wir eingeschränkte Sichtweisen entlarven und loslassen.

Wir lernen wieder, uns selbst zu vertrauen, ohne dabei die Verbindung zu unseren Vorfahren zu verlieren. Denn wir müssen uns nicht mehr wehren gegen destruktive Botschaften, sondern sind „selbst bewusst" und dadurch auch „selbst vertrauend". Diese Leichtigkeit öffnet Wege nach vorn und Tore nach hinten.

In verständnisvoller Gemeinschaft dürfen dann alle, die wollen, teilhaben am Wachstum.

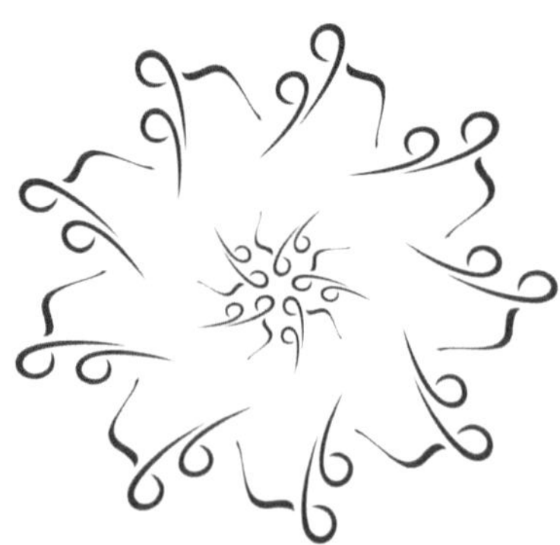

Selbstvertrauen und das Innere Kind

Ein Kind baut sein Selbst durch Beziehungen und Interaktionen vom Moment seiner Geburt an. Dieses Selbst wird in den ersten Jahren durch alle Worte, Zuschreibungen, Erlebnisse und Meinungen gebildet. Ein Kind hinterfragt nicht, es glaubt dem Leben.

Erst wenn während der Pubertät auch das alte mitgebrachte Wissen, die alten karmischen Erfahrungen wieder Gewicht und Stimme bekommen, beginnt das Hinterfragen, das Abrücken von Positionen des Elternhauses, eben das Erwachsenwerden.

Bis dahin haben sich aber Überzeugungen über das eigene Selbst gebildet, die man schlichtweg für wahr hält. Sie sind entstanden aus den Verstrickungen, in denen sich auch die Eltern und das familiäre Umfeld befinden. Weitergereichte Meinungen und Weltbilder entfalten sich in diesen kleinen Sätzen, die so ganz nebenbei fallen und doch tiefe Einblicke in die Gefühlswelt geben können.

Beispiele:

- Das tut man nicht.
- Hast du dich auch bedankt?
- Wie du wieder aussiehst.
- Das musste ja so kommen.
- Wenn du jetzt nicht gleich mitkommst, gehe ich allein.
- Sei nicht so gierig.
- Usw., usw.

Von tiefen, übergriffigen Verwundungen soll hier gar nicht die Rede sein. Diese verletzen selbstverständlich umfassend und brauchen wahrscheinlich therapeutische Begleitung. Nein, es geht um den ganz alltäglichen Kleinkrieg der Kinderwelt. Wir haben ihn alle erlebt.
Wie steht es aber heute um das eigene Selbstvertrauen?

Die hilfreiche Spaltung des Bewusstseins in einen reflektierenden Erwachsenen und ein fühliges Kind erlaubt die Analyse der eigenen Innenwelt. Diese Analyse ist bitter notwendig, wenn wir aus den Begrenzungen ausbrechen wollen, die durch starke Gefühle in der Kindheit entstanden sind.

Selbstvertrauen kann auch wachsen, indem man die alte Not begreift und mitfühlt. Der innere Dialog mit dem eigenen Kindanteil in sich erlöst Angst oder Wut und hilft beim Aufwachen in der Gegenwart.

Lassen wir uns also an die Hand nehmen von zwölf Milchmitteln, die uns Aspekte von verwundetem Selbstvertrauen zeigen können. In jeder Wunde steckt die Kraft zur Selbstheilung, wenn man den inneren Energien nur die Gelegenheit dazu gibt.

Dazu ist es notwendig, ehrlich mit sich zu sein.

Der innewohnende Schmerz der Ehrlichkeit ist das „Desinfektionsmittel" der Reinigung. Durch das Begreifen der Vernetzung von Menschen und Zeiten erheben wir uns über die dreidimensionalen Begrenzungen und gehen einen weiteren Schritt zur Freiheit.

Trauen wir uns selbst!

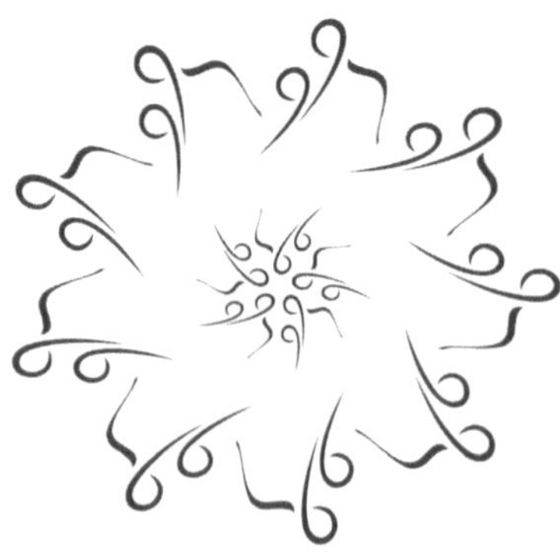

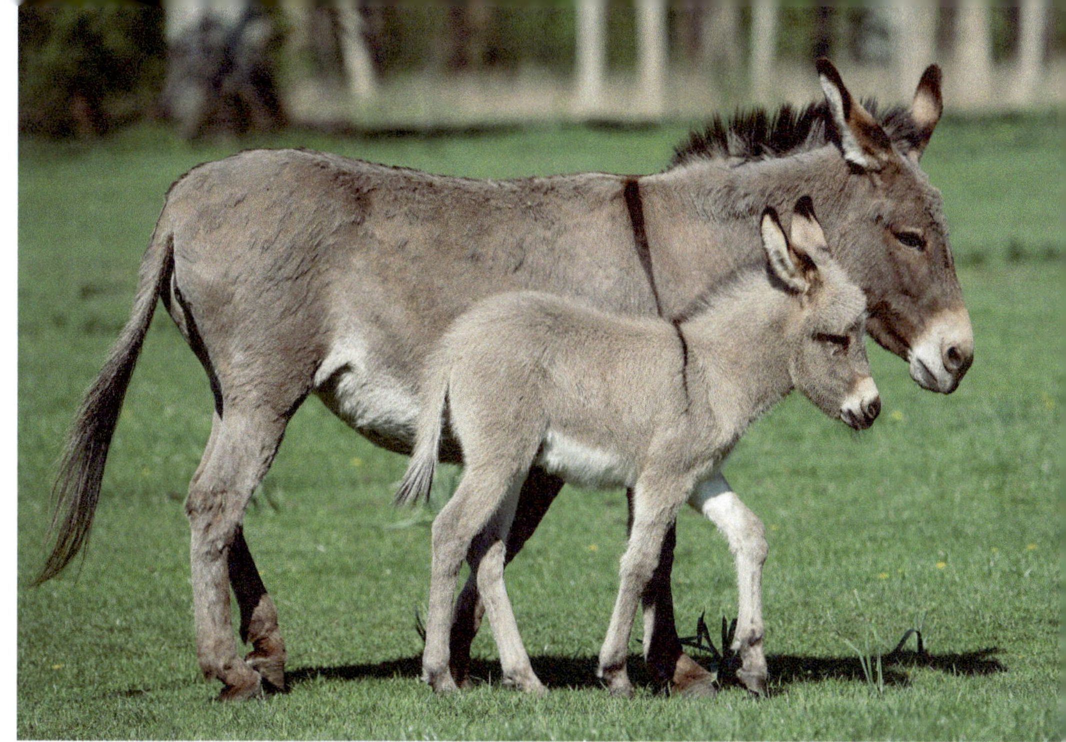

Lac asinum - Eselmilch
Demütigung - Selbstvertrauen durch Unabhängigkeit

- Hilflosigkeit und Demütigung
- Kindliche Treue, die von anderen ausgenutzt wird
- Reagiert immer aus der Kind-Position
- Will allen die Eigenständigkeit beweisen
- Verzweifelte Suche nach Kontakt
- Erscheint stur, trotzig, kindisch
- Fühlt sich von allen abgelehnt
- Versucht manipulativ Liebe/Freundschaft zu gewinnen

Bereits seit dem 16. Jahrhundert - also im Grunde genommen seit es bei uns öffentliche Schulen gibt - sind in Schulstuben Eselskappen bezeugt. Manche scheinen noch heute in Gebrauch zu sein. Eine stets gut sichtbare Kappe mit zwei langen Ohren stand bereit, um einem Kind auf den Kopf gesetzt zu werden. Manchmal waren zusätzlich Glöckchen daran befestigt, um jede - verbotene - Bewegung hörbar zu machen. Mit dieser Kappe wurde das Kind in die Eselsecke gestellt, manchmal auch kniend.

Der Grund für diese Demütigung: Je nach Auffassung des Lehrers eine falsche Antwort, fehlerhaft gelöste Aufgaben, schmutzige Fingernägel oder einfach eine unpassende Bemerkung. In späterer Zeit wandelte sich das Aussehen der Kappe mancherorts in einen spitzen Hut, der fatale Ähnlichkeit mit der heute heißgeliebten Schultüte hat.

Gedemütigt werden für etwas, wofür man nichts kann oder was in keinem Verhältnis zur Strafe steht: Das drückt die Eselmilch aus.
Immer besteht eine Abhängigkeit, die es ermöglicht, dass jemand seinen eigenen Druck an einem Unschuldigen auslässt. Nicht zwangsläufig geht es dabei um Bestrafung. Immer aber gibt es ein Element von Demütigung.
Die eigene Frustration und durchaus auch Demütigung einfach weiterzugeben, um dabei Druck abzulassen ist eine weit verbreitete Form von menschlicher Interaktion.
Das Maß an innerem Druck überschreitet die Fähigkeit, vernünftig zu denken. Das „Vergehen" des Gegenübers wird „dämonisiert" und dadurch entsteht scheinbar das „Recht" zur Bestrafung. Erziehung spielt eine Nebenrolle, man ist eigentlich sowieso davon überzeugt, dass das Gegenüber unbelehrbar ist.

Erstaunlicherweise gibt es bei der Eselmilch auf der Opferseite ein starkes Element von innerer Treue zu den demütigenden Instanzen. Dies ist eine ganz bewusste Treue, man wertschätzt die Autoritäten höher als sich selbst.
Es ist ein großer Gegensatz zur Demütigung im Verbundenheitszustand der Knabenkrautorchidee. Dort existiert eine Verbundenheit zu Demütigungen, die gar nicht mehr bewusst wahrgenommen werden.
Die Knabenkraut-Demütigung wird (auch vor sich selbst) unter einer Fassade von Kompetenz verborgen.
Die Eselmilch-Demütigung wird als gegeben und gerechtfertigt hingenommen. Man agiert mit diesem „beschädigten" Selbstvertrauen, um trotzdem zum Ziel zu gelangen.

Die demütigenden Personen können also Lehrpersonen sein, aber natürlich an erster Stelle die eigenen Eltern und Familienangehörigen. Scheinbar bekommt man alles Benötigte nur von dort, weshalb es unbedingt notwendig ist, „brav" zu sein. Für ein kleines Kind gilt das natürlich tatsächlich. Wohin sollte es sich wenden, besonders, wenn alle anderen Personen sowieso mit den Eltern einer Meinung sind?
Im Übrigen wird ein kleines Kind nicht darüber reflektieren können, ob die Zuschreibungen oder Anschuldigungen gerechtfertigt sind oder nicht. Gleichzeitig hat aber jedes Wesen ein Gefühl für die eigene Unschuld.

Man weiß ganz einfach, ob man etwas „gemacht" hat oder nicht. Dieses Wissen wird auf die Probe gestellt, wenn man sich gegen eine Unterstellung wehrt. Dann erscheint man trotzig oder stur.

Das Selbstvertrauen im Lac asinum-Zustand ist in einer schizophrenen Wirklichkeit gebaut worden. Man kennt seine eigenen Absichten und seine eigenen Handlungen, weiß auch, warum man etwas tut, aber trotzdem wird man beleidigt, gedemütigt oder sogar bestraft. Wie soll man da auf sich selbst vertrauen?
Eine mögliche Lösung besteht darin, aktiv nach einem Verhalten zu suchen, dass von der Umgebung „gemocht" wird. Man passt sich an die Wünsche und Vorstellungen der Autoritäten an, auch wenn sie noch so sehr gegen die eigenen Wünsche und Bedürfnisse gehen.
Eine andere Lösung ist die Abschottung gegen Zuschreibungen, Beurteilungen und Demütigungen durch ein stures, trotziges Beharren auf dem eigenen Standpunkt - immer und grundsätzlich, egal, was passiert.
Beide Lösungen verhindern die Ausbildung eines gesunden Selbstvertrauens. Man kann sich eben gerade nicht „selbst" vertrauen. Es werden weder die eigenen Fähigkeiten wirklich wahrgenommen noch findet ein Austausch mit der Umgebung statt. Das eigene Selbst ist aus dem Kontakt zu sich selbst gefallen. Es kann sich bei einem Kind gar nicht erst ausbilden, das spätere Selbst und sein Selbstvertrauen wird durch die Lösungsversuche eines gedemütigten Kindes geformt.
Wie verhält man sich als erwachsener Mensch, wenn man solche Erfahrungen gemacht hat? Man kann sich einfach keinen Fehltritt leisten.

Jeder Mensch ist bestrebt, schmerzhafte Erinnerungen zu verbergen, zu vermeiden oder zu leugnen. Dazu erwirbt man sich eigene Strategien.
Je früher in der Kindheit diese Erlebnisse erlitten wurden, desto mehr wird das Vermeidungsverhalten als Teil der eigenen Persönlichkeit angesehen - was es ja irgendwie auch geworden ist. Aber das eigentliche Selbst ist tief darunter vergraben.
Jeder „Fehltritt", also jedes Verhalten, das ähnlich wie „damals" ist, führt unweigerlich zur Erinnerung an demütigende und schmerzhafte Erfahrungen. Das geht schneller als das Tagesbewusstsein es verhindern kann. Natürlich bleibt es mehr oder weniger diffus, es erscheinen keine Bildszenen. Es geht auch nur um die erlebten/erlittenen Gefühle.
Und so wird man um jeden Preis vermeiden, „faul" zu sein, „vorlaut" oder „nicht lieb". Allerdings ist ebenso das gegenteilige Verhalten denkbar, und man ist auf alle Fälle „faul", „vorlaut" und „nicht lieb".

In beiden Verhaltensweisen steckt die gleiche Wunde.
Eigentlich ist es erstaunlich, dass trotz der Erziehungsmethoden der letzten Jahrhunderte überhaupt noch Menschen mit Selbstvertrauen existieren.
Wer weiß, wo wir als Menschheit stünden, wenn jedes Kind mit Achtung und Respekt behandelt würde.
Aber man sieht hier auch die Kraft, mit der sich immer wieder Menschen von schädlichen, kränkenden Einflüssen befreit haben.

Im negativen Lac asinum-Zustand ist das Selbstvertrauen abhängig von der Meinung der Umwelt und man ist stets bestrebt, es „richtig" zu machen.
Die Definition von „richtig" entsteht dabei aus sehr individuellen Faktoren und kann durchaus ein trotzig-widerständiges Verhalten hervorbringen.

Im positiv erlösten Zustand von Lac asinum ist man in der Lage, jeden Schritt des eigenen Weges achtsam auf seine Gangbarkeit zu prüfen.
Weder überschätzt noch unterschätzt man sich. Beurteilungen der Umgebung werden zwar wahrgenommen, spielen aber keine Rolle bei der Wahl des eigenen Wegs.

In der persönlichen Ebene:
Wieviel in deiner Frage besteht aus echter persönlicher Neigung und wieviele Anteile deines Themas sind „nur" dafür da, dich gegen deine Umwelt zu behaupten? Möchtest du etwas beweisen, deine Kompetenz zum Beispiel? Möchtest du für das Ergebnis deiner Bemühungen geliebt oder geehrt werden?
Bitte betrachte diese Ausführungen nicht als eine weitere Demütigung deiner Person im Thema deiner Frage. Es ist aber nicht unwahrscheinlich, dass du genau solche Gefühle empfindest, wenn die Eselmilch auftaucht.

Gerne hättest du einen liebevollen Kontakt zu einer echten Führungspersönlichkeit in deinem Thema. Diese könnte ein Mensch sein, aber problemlos auch eine Wesenheit der geistigen Welt. Dein Selbstvertrauen verlangt nach Bestätigung für deine Entscheidungen. Es fällt dir sehr schwer, ohne diese auszukommen. Damit entsteht automatisch eine „kindliche" Abhängigkeit.
Prüfe bitte immer nach, ob Ratschläge zu deinem Weg passen. Zu schnell ist man mit einem negativen Eselmilch-Zustand bereit, sich den Erwartungen und Ansichten Anderer zu beugen. Denn so hast du ja es gelernt: Deine eigene Wahrnehmung ist (angeblich) falsch. Gib den Meinungen von Anderen nicht zu viel Gewicht, sondern suche nach Unabhängigkeit in Gedanken und Taten.

In der Ahnenebene:
Du bekommst hier einen Hinweis auf schwierige Gefühle deiner Ahnen, dein Thema betreffend. Es wurden Erfahrungen gemacht, die schmerzhaft waren - in jeder Hinsicht. Die Devise hieß dann: sei fügsam, folgsam, arbeitsam, brav.

Vielleicht wurde auch das Gegenteil ausprobiert? Aus trotzigem Widerstand gegen falsche Bewertungen des eigenen Handelns in sture Verweigerung gegangen?
Wie auch immer:
Du wirst wahrscheinlich nicht mit Selbstvertrauen versorgt. Möglicherweise bestanden starke Bindungen zu einer übergeordneten Instanz - Ahnherren, Kirche, Partei, soziale Schicht - aus der die entscheidenden Impulse gegeben wurden. An diese hatte man sich selbstverständlich zu halten. Gleichzeitig wussten deine Ahnen immer, was eigentlich gut für den eigenen Weg wäre. Aber das wurde ihnen schon früh „ausgetrieben".
Erkenne die Begrenzungen, unter denen deine Ahnen bei diesem Thema leben und handeln mussten. Die Bedrohungen bei selbstbewusstem, eigenständigem Handeln haben sich gewandelt. Nicht aber die Gefühle mangelnden Selbstvertrauens. Dafür bist du heute zuständig. Deine Ahnen werden mit Freude auf deine gelingende Selbstverwirklichung schauen, wenn du ihren alten Schmerz über fehlende Freiräume begreifst.

Auf der Torwächter-Position:
Du bist schon oft gekränkt worden, wenn es um dieses Thema geht. Du suchst nach Bestätigung deiner Ansichten durch eine - möglichst unabhängige - Autorität. Sogar diese ahnenmedizinische Arbeit kann dir dafür dienen. Vielleicht suchst du auch wirklich nach Wegweisung. Aber die Eselmilch erzählt davon, dass du deinen Weg eigentlich genau kennst. Bisher wurdest du, absichtlich oder unabsichtlich, dafür ausgelacht oder beleidigt. Deshalb erscheint es dir leichter, wenn Andere deine Ansichten bestätigen. Aber verstehen denn die Anderen überhaupt, was dir wichtig ist? Bisher konnte man dein eigentliches Anliegen nicht wahrnehmen, weil es vergraben liegt unter kompensierenden Verhaltensweisen. Sei es, dass du trotzig reagierst, wenn man dein Thema hinterfragt, sei es, dass du dich plötzlich ziemlich kindisch verhältst - deine Umwelt wird irritiert sein. Und natürlich fragt man sich dann, ob du wirklich weißt, was du tust.

Deine Torwächteraufgabe lautet also:
Finde heraus, was am Ende deines Anliegens herauskommen soll. Sei dir

bewusst, dass du den Weg dorthin längst kennst. Du wirst durch Vergleich und Rat„schläge" nur immer wieder von deinem ureigenen Weg abgelenkt. Finde vorsichtig zurück zu deinem Selbstvertrauen in diesem Thema. Das hast du nämlich! Dann entstehen die wirklich wichtigen Kontakte. Du findest deinen Weg nur Schritt für Schritt, dafür aber trittsicher.

In der Seelenebene:
„Ich gehe jetzt keinen Schritt mehr weiter" - was ist deiner Seele widerfahren, dass sie sich - bei diesem Thema - trotzig weigert, einen Erfahrungsweg zu gehen?
Vielleicht wollte es jemand besonders gut machen und ist damit ganz furchtbar in die Irre gegangen? Es gibt dieses Element von Wegfindung bei der Eselmilch. In den großen Zeiträumen der Seelenentwicklung kann man sich schon mal verlaufen, besonders, wenn man den Anweisungen (vermeintlicher) Autoritäten gefolgt ist. Dabei wusste man es wahrscheinlich schon damals besser ....
Du trägst also Erinnerungen an Demütigungen in dir, die heute bei diesem Thema Beschwerden verursachen. Manchmal meint man, dass man nicht mehr weiter kommt. Nicht schon wieder, auf keinen Fall, das will ich nicht mehr fühlen. Es ist aber gar nicht klar, ob dir solche Erfahrungen erneut bevorstehen. Viel eher wird es so sein, dass du diese Gefühle endlich loslassen musst. Und das geht ja stets nur über das anerkennende Nicken: So war es und heute ist es nicht mehr nötig.
Entlasse den Kummer über den Schmerz, gehe in Kontakt mit dem tiefen Wissen deines uralten Herzens. Es ist immer bei dir, auch, wenn du dich trotzig abgewendet hast.

Lösungsweg:
Gehe vorsichtig und achtsam deinen Weg. Finde Schritt für Schritt dein Selbstvertrauen. Der wahre Kontakt ist nie verloren gegangen. Suche mit dem Herzen.

Zoologie:
Esel gehören zur Familie der Pferde. Der „Hausesel", also alle bei Menschen lebenden Esel, stammt vom afrikanischen Wildesel ab. Sein natürliches Habitat sind felsige Gebirge. Esel sind schwindelfrei! Die Hufe sind an diese Landschaft angepasst, zu feuchter Untergrund führt zu Hufkrankheiten. Auch das

Verhalten bei Bedrohung und Stress entspricht noch immer dieser Abstammung: ein Esel bleibt stocksteif stehen, wenn ihn etwas ängstigt. Eine wilde Flucht, wie sie bei Pferden üblich ist, würde im Gebirge nur noch mehr Schaden anrichten und die Jungen gefährden.
Esel wurden viel früher domestiziert als Pferde. Nördlich der Alpen kennt man sie aber erst seit der Römerzeit.
Typische Merkmale eines Esels sind die langen Ohren, der Aalstrich auf dem Rückgrat und der Querstrich über die Schultern sowie eine Quaste am Schweifende. Bauch, Maul und Augen sind weiß. Fellfarben können grau, braun und schwarz, selten gescheckt oder rein weiß sein. Im Gegensatz zum Pferd hat ein Esel nur fünf Lendenwirbel und ein Chromosomenpaar weniger.

Es werden Schulterhöhen zwischen 90 und 160 Zentimetern erreicht.
Ein junger Esel bleibt 6 bis 9 Monate bei seiner Mutter, mit 2 Jahren ist die Geschlechtsreife erreicht. Eine Paarung ist ganzjährig möglich, findet aber meistens im Frühjahr statt. Die Tragzeit beträgt 12 - 14 Monate. Es kommt ein, selten zwei Junge zur Welt. Esel können weit über 40 Jahre alt werden, manche Berichte sprechen von 60 Jahren.

Die Milch der Eselin ist in ihrer Zusammensetzung der menschlichen Milch sehr ähnlich, von allen durch Menschen gemolkene Säugetiere sogar am ähnlichsten. Sie enthält aber auch mehr als sechzigmal soviel Vitamin C und viel mehr Vitamin B, auch B12, als Frauenmilch. Es ist kein Casein in ihr enthalten, was sie für „Milchallergiker" (es ist ein Mangel an Enzym, keine echte Allergie) sehr gut verdaulich macht. Sie enthält wenig Fett, ist süßlich wohlschmeckend, stimuliert die Immunabwehr und regeneriert die Darmflora.
Anders als die Kuh speichert die Eselin keine Milch in einem Euter. Es werden stets nur geringe Mengen Milch produziert (wiederum ganz ähnlich wie bei der Frau), pro Tag etwa 1,5 Liter. Eine Eselin muss von Hand gemolken werden und lässt das nur von Personen zu, denen sie vertraut und die ihr mit Respekt begegnen. Käuflich zu erwerbende Eselmilch kostet daher zwischen 20 und 40 € pro Liter.
Der Wert der Eselinmilch für die Ernährung von menschlichen Säuglingen war schon früh bekannt. Im 19. Jahrhundert befand sich neben dem Kinderkrankenhaus der Pariser Fürsorge ein Eselinstall. Verwaiste oder kranke Kinder, auch Frühgeburten, wurden von Ammen im Arm gehalten und saugten direkt an der Eselin.

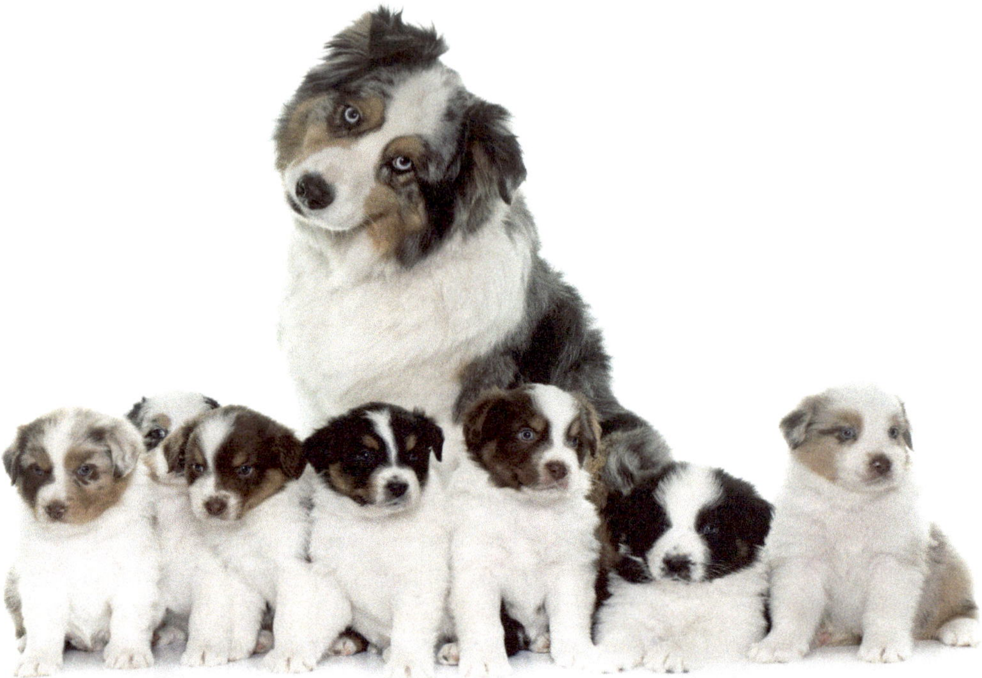

Lac caninum - Hundemilch
Abhängigkeit - Selbstvertrauen durch erlöste Treue

- Verachtung - Hierarchie
- Suche nach Respekt
- zwischen Unterordnung und Dominanz
- Hassliebe zur Mutter
- Abneigung gegen Abhängigkeit
- Angst vor Ausschluss aus der Gruppe
- Verlangen nach starken Vätern
- Fühlt sich verlassen, isoliert
- Ärger und schnelle Reue im Wechsel
- Brust-und Halssymptome

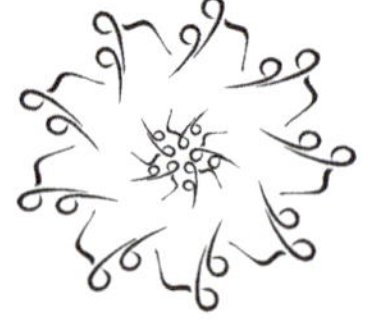

Jeder, der sich schon mal mit den Interaktionen von Hunden beschäftigt hat, kennt deren einzig ausschlaggebendes Kriterium: Wer dominiert wen? Für Hunde ist mit Dominanz überhaupt nichts Negatives verbunden. Im Gegenteil entsteht für sie durch klare Hierarchien Sicherheit und Zugehörigkeit.

Auch in der Menschenwelt gibt es gesunde Hierarchien.
Die gesamte systemische Aufstellungsarbeit hat das Ziel, diese herzustellen. Wenn jedes Mitglied des Systems sich an seinem Platz wohlfühlt, entsteht Stabilität und Verlässlichkeit. Das System kann sich optimal entfalten.
Die Individualität ordnet sich dem höheren Wohl des Gesamten unter.
Dafür bekommt man, auch in der Menschenwelt, Sicherheit und Zugehörigkeit.

Aber der menschliche Egoismus hat selbstverständlich auch jede Form von Hierarchie pervertiert. Aus Verantwortung für die „Systemmitglieder" wurde Herrschaft, die nach Unterwerfung verlangte.
Jeder strebt in solchen egoistischen Systemen nach Rang und Macht.
Dafür werden die Schwachen „benutzt".
Die eigentlichen Systemvorteile von Zugehörigkeit und Sicherheit werden von innen ausgehöhlt. Es gibt die „Oben" mit Entscheidungsmacht und die „Unten", die sich bitteschön zu „unter"werfen haben. Diese Unterwerfung wird dann gerne als Treue bezeichnet. Eine Untreue ist also eine Straftat. Gleichzeitig geht das Ver"trauen" - gleicher Wortstamm! - verloren.
Aus dem „Einer für alle, alle für einen" wird ein „Alle für mich".

Unter diesen Umständen ist es doch sehr verständlich, wenn Menschen ein Problem mit Dominanz haben.

Die erste Hierarchie, die uns allen begegnet, ist die Beziehung zur Mutter. Der Vater kommt gleich anschließend, aber es ist die Mutter, mit der wir alle unsere erste Interaktion in dieser Welt haben. Das Geburtserlebnis kann verschiedene unerlöste Facetten von Gefühlen bei beiden hinterlassen. Meistens klammert man diese Gefühle einfach aus, besonders, wenn es eine schwierige Geburt war. Den Neugeborenen wird ja sowieso jede Form von Gefühl erstmal abgesprochen. Ein Säugling hat Bedürfnisse, aber keine Gefühle - meinte man lange Zeit.

Die völlige Abhängigkeit des Säuglings zur Mutter birgt jede Menge Hundemilch-Aspekte.
Man möchte so gerne die Kontrolle über Nahrung und Zuwendung haben, aber leider ist man absolut ihren Entscheidungen (und Begrenzungen) ausgeliefert. Dieser Unmut kann sich mit den Jahren fortsetzen. Bedürftigkeit (nach Wärme, Nahrung, Liebe) kämpft gegen Ärger und Wunsch nach Dominanz. Der Vater soll es bestimmen! Dieser aber ist scheinbar unberührt von den „Versorgungskämpfchen".

Mit einem negativen Lac caninum-Selbstvertrauen gelangt man, sobald es darum geht, sich etwas zu trauen, sich „zuzutrauen", in den Konflikt zwischen bedürftiger Abhängigkeit und innerer Auflehnung. Jede Form von Autorität wird „angeknurrt" und gleichzeitig gefürchtet. Man fühlt sich ausgeliefert und hasst es. Darunter leidet jede Form von Kompetenz. Man kann fachlich noch so fit sein, man wird trotzdem misstrauisch angesehen.
Schließlich sucht man ganz automatisch nach klaren, starren Autoritätsgefügen, auf die man sich verlassen kann. Darin kann man sich positionieren.
Es ist ganz klar, wer die Macht hat und wer „kuschen" muss. In diesen äußeren Hierarchien kann man sich entfalten, weil der eigene Platz definiert ist.
Eigentlich genau wie bei den Hunden, ohne eine menschliche Dimension.

Im positiv-erlösten Hundemilch-Selbstvertrauen hat man kein Problem mit Autoritäten und Hierarchien. Dort, wo sie sinnvoll sind, kann man ihnen loyal folgen. Sind sie aber autoritär und diktatorisch, wendet man sich ohne Groll selbstbewusst einfach ab. Übrigens ist nicht nur säbelrasselndes Gehabe autoritär und diktatorisch, sondern auch scheinbar weiches Intrigieren und Schachern.
Hingebungsvolle Treue und selbstbewusste Teilhabe lässt Raum für individuellen Ausdruck mit gleichzeitigem Respekt für alle Anderen.

In der persönlichen Ebene:
Um deine Frage gut lösen zu können, musst du anerkennen, dass alle Erscheinungen in dieser Welt in einem hierarchischen Verhältnis zueinander stehen. Davor muss man keine Angst haben! Es nutzt auch nichts, sich dagegen aufzulehnen. Da könnte man auch über das Wetter schimpfen - man kann es nicht verändern.
Bezogen auf deine Frage: wo ist dabei dein Platz? Musst du dich mit jemand arrangieren? Kann man über dich bestimmen? Bist du „der Boss"?
Analysiere deine Gefühle dazu. Dein Selbstvertrauen bei diesem Thema hängt davon ab, wie weich du dich in bestehende Strukturen einfügen kannst.
Das bedeutet nicht, klaglos alles hinzunehmen! Manchmal muss man aber nach dem „richtigen Ton" suchen, um seine Sache gut zu lösen.
Dein Verhältnis zu deinem inneren Vater und deiner inneren Mutter (also solche Gefühle, die spontan in dir entstehen, nicht dein aktueller Umgang mit ihnen) prägt ständig auch dein Verhältnis zu Autoritäten und deinem Selbstvertrauen im Umgang mit ihnen. Versöhne euch alle miteinander - und dein Selbstvertrauen wird dir treu sein.

In der Ahnenebene:
Du bekommst bei deiner Frage den Hinweis auf bestimmte Strukturen deines Ahnenfelds. Bei (mindestens) diesem Thema wurde in stark hierarchischen Strukturen gelebt. Man musste „parieren", sonst gab es Ärger. In diesem Sinn möchte dich nun dein Ahnenfeld führen oder versorgen.

Sobald du dein Projekt in die Tat umsetzen möchtest, steigen Gedanken in dir auf, die sich mit Sorge um die Frage drehen, ob das alles so in Ordnung ist. Der Verlust des Wohlwollens - ob nun von deinen Ahnen oder deiner Umgebung spielt keine Rolle - ist ein bedrohliches Szenario. Verlust des Wohlwollens schließt ja den Verlust der Zugehörigkeit in sich ein.
Diese Angst entsteht aber in deinem Ahnenfeld, nicht zwangsläufig durch dich. Du solltest dich innerlich davon trennen.
Erkenne die Zwänge, in denen sich deine Ahnen verwirklichen mussten. Sie hatten meistens keine Wahl, die Strukturen waren starr vorgegeben.

Bringe den Geist der Neuen Zeit zu deinen Ahnen. Erkläre ihnen, wieviel Freiheit heute - bei uns - herrscht. Du verlierst nicht deinen Platz in der Gesellschaft (vorausgesetzt, du hältst dich an die Gesetze), wenn du dich ganz anders entscheidest, als es deine Ahnen getan hätten. Sie werden sich sicherlich über deine Treue zu ihnen freuen, auch wenn du - in ihren Augen - ganz komische Wege suchst.

Auf der Torwächter-Position:
Du möchtest etwas verwirklichen und scheiterst an deiner Verachtung für die bestehenden Verhältnisse. Das raubt dir am Ende dein Selbstvertrauen, denn die Verhältnisse kümmern sich nicht um dein Befinden. Entweder passt du dich an oder du fliegst raus.
Das muss man nun auf deine Frage hin übersetzen.
Häufig haben wir ein leicht verschobenes Bild von unserem Platz in einer Gruppe. Welche Gruppe gehört zu deiner Frage? Die Kollegen, Vorgesetzten und die Kundschaft? Deine Familie? Dein Freundeskreis? Die „Welt"?
Mit einem verwundeten Hundemilch-Selbstvertrauen neigen wir dazu, unseren Platz zu hoch oder zu niedrig einzuschätzen. Aber Anmaßung oder devotes Buckeln führt zu Ablehnung durch die Gruppe.

Du erhältst den dir zustehenden Respekt nur dann, wenn du deine Fähigkeiten klar einschätzt. Und das ist der Torwächter.

Wenn der große Zampano mit seinem Zauberstab all die Widerstände - Menschen genauso wie Verhältnisse - wegzaubern würde, könntest du endlich zeigen, was du eigentlich kannst.
Sollte dieser Satz auch nur einen Hauch von Zustimmung in dir finden, weißt du hoffentlich auch, dass diese Vorstellung eine Vaterprojektion aus deiner frühen Kindheit ist. Die Widerstände gehören aber zu dir, sie entstehen durch dich - und du durch sie. Akzeptiere sie als deinen Lehrpfad zur Reife.

Finde in den Widerständen die Antwort auf die Frage, wieviel Fähigkeit in dir steckt. Kämpfe!
Aber nimm auch das Ergebnis demütig zur Kenntnis und verwandle es in neues Wachstum.

In der Seelenebene:
Kann sich deine Seelenebene in deine Gegenwart einmischen? Aber ganz kräftig sogar!
Du möchtest etwas verwirklichen, was durch deine Frage ausgedrückt wird. Aber tief in dir ist längst entschieden, wie es ausgeht:
es gibt nämlich Zugehörigkeiten, die deine Treue einfordern.

Was würde denn passieren, wenn du diese alten Zugehörigkeiten einfach ignorierst?
Deine innere Stimme sagt dir: In der Leere, die durch Trennung von ihnen entsteht, gehst du - mit Sicherheit - verloren! Die anderen fressen dich einfach auf. Verlust der ewigen Seligkeit ist ja wohl das Mindeste! Außerdem hast du Treue gelobt, vergiss das nicht!
So oder ähnlich spricht es in deinem Unterbewusstsein.

Du bist gleichzeitig tief verbunden und im Streit mit diesen alten Zugehörigkeiten. Sie sprechen in dir und wollen selbstverständlich auch in Zukunft von dir „bedient“ werden. Das ist halt so eine Sache mit der Treue.
Werde dir bewusst, wem du - mit diesem Thema von dir - die Treue hältst. In Ideen, Ideologien, Weltanschauung, oder einfach in einem „So ist das nun mal“.
Alles darf sich immer wieder verändern und niemand geht verloren.
Man findet stets neue Bezugsgruppen und neue Freunde. Die alten Freunde werden weiter geschätzt, spielen aber keine große Rolle mehr.
Nimm dir heute selbstbewusst deine Freiheit und achte deine Seelenvergangenheit. Aber gib sie jetzt frei.

Lösungsweg:
Du hast die Fähigkeit zu tiefster Treue. Lasse deine innere Mutter und deinen inneren Vater in den Kontakt treten und ihre verbündete Kraft ist deine.

Zoologie:
Der Hund gehört zur Familie der Hunde, die wilde Stammform ist der Wolf. Seine Domestizierung fand unabhängig voneinander mehrfach vor bis zu 100.000 Jahren statt. Dieser Vorgang klappt offenbar auch umgekehrt:
Der australische Dingo ist ein vor Jahrtausenden verwilderter Haushund.

Man grenzt heute den Haushund von den streunenden oder verwilderten Hunden ab. Man bezeichnet Hunde als „Gebrauchstiere" und meint damit die verschiedenen Aufgaben, für die ein Hund jeweils gezüchtet wurde.
Schon immer arbeiteten Hunde als Hütehunde, Wachhunde, Jagdhunde oder Schlittenhunde. Heutzutage bekommen sie außerdem Aufgaben als Polizeihund, Blindenführhund, Assistenzhund, Rettungshund, Signalhund für taube Personen, Therapiehund oder auch als Versuchstier im Labor. Der Gesellschaftshund ist unter Umständen die langweiligste Aufgabe für den Hund.

Man könnte den Hund auch als „Nasentier" beschreiben: während ein Mensch etwa 5 Millionen Riechzellen hat, besitzt der Hund bis zu 220 Millionen davon. Sein Riechvermögen ist geschätzte eine Million mal besser als das des Menschen. Er kann zum Beispiel räumlich riechen (deshalb kann er Spuren verfolgen). Das Riechhirn nimmt 10% des Hundehirns ein.

Ein Hund wird mit etwa einem Jahr geschlechtsreif. Die Brunstzeit ist nicht an Jahreszeiten gebunden. Die Hündin ist 2-3mal pro Jahr empfängnisbereit, der Hund ist es allezeit. Nach zweimonatiger Trächtigkeit kommen zwischen drei und zwölf Welpen zur Welt. Sie werden etwa einen Monat lang gesäugt.

Hundemilch enthält wesentlich mehr Eiweiß und Fett als Menschenmilch. Als Faustregel für Säugetiermilche gilt: Je schneller das Wachstum des Säuglings, desto mehr Eiweiß muss die Muttermilch enthalten.

Hunde passen sich den Zuchtideen der Menschen bereitwillig an. Man kann praktisch jede Art von Hund züchten. Wird ein Haushund von seinen Menschen schlecht behandelt oder gar misshandelt, sucht er die Schuld bei sich, senkt den Kopf und zieht den Schwanz ein.

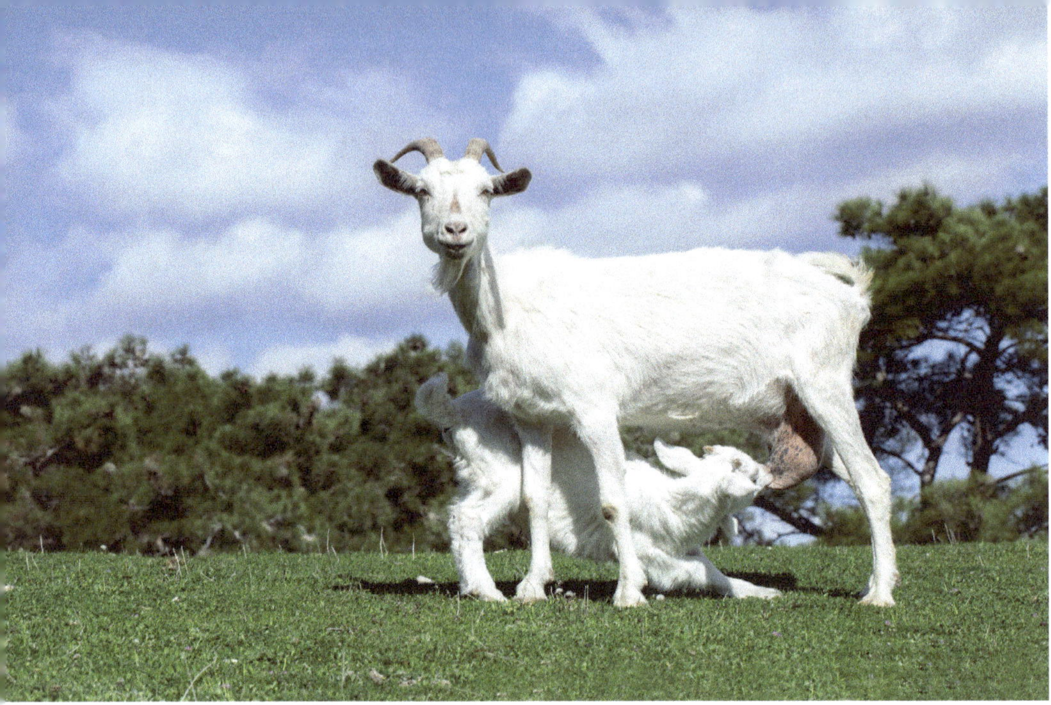

Lac caprinum - Ziegenmilch

Gewinnen - Selbstvertrauen durch Ausrichtung

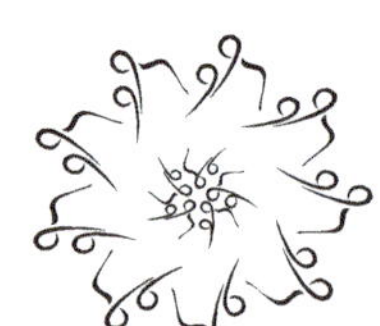

- Viel Streit, plötzliche Angriffe, große Scham
- Ist zornig bei Unterbrechungen
- Kritisiert gerne, droht schnell und heftig
- Was denken die Anderen?
- Angst, überrumpelt oder entblößt zu werden
- Angst, keine Fluchtmöglichkeit zu haben
- Sehnlicher Wunsch nach einer hohen Position
- Schreck und Angst verursachen einen steifen Nacken

Warum strebt man nach dem Sieg? Um zu gewinnen natürlich!
Ob im Krieg oder „nur" im Wettkampf, der Gegner soll bezwungen werden. Der Unterlegene erfährt eine Niederlage und oft auch noch zusätzlich einen Verlust. Verlierer zu sein ist nicht schön. Aber es gibt niemanden, der nicht auch mal die Verliererseite erlebt hat.
Verlieren ist sprachlich mit Verlies verwandt. Im mittelalterlichen Sprachgebrauch war Verlies gleichbedeutend mit „für andere unsichtbar werden".

Das französische Pendant „oubliette“ hat eine ähnliche Bedeutung: „vergessen machen“.
Der Verlierer wird also vergessen, wird unsichtbar.
Wie geht es den vielen Wettbewerbsteilnehmern, die einen vierten oder fünften Platz belegt haben? Man vergisst ja meistens schon die zweiten und dritten Plätze. Alle Anstrengung war scheinbar vergeblich.
Je nachdem, wie man in den Wettkampf hineingegangen ist, kommt zusätzlich noch Häme und Spott von der Umgebung.
Auch mit dem Verlierer verbundene Wesen (Menschen und auch Tiere) können unschuldig in Not geraten.
Ahnenmedizinisch haben wir alle mit Sicherheit einige schmerzhafte Erinnerungen an die Verliererseite in uns. Nicht nur Kriege, auch persönliche Schicksale reißen ganze Familien ins Unglück.

Bei Ziegen ist der Wettbewerb um den höchsten Platz ein natürlicher Ausdruck ihres Wesens. Die rangniedere Ziege verliert maximal an Ansehen, niemals aber ihren Platz in der Gruppe.
Bei Menschen geht es immer um eine Wertung und oft auch um Leib und Leben.

Hat man also schmerzhafte Erfahrungen von „Verlierertum“ in sich, kann das zwanghafte „Gewinnertum“ als bewusster oder unbewusster Ansporn vorhanden sein. Das Selbstvertrauen ist dann vom Sieg abhängig. Kinder probieren das im Spiel aus und als Erwachsener lacht man über Spielsteine, die nach dem „Rausschmeißen“ durch das Zimmer geworfen werden.
Für das Kind ist das aber eine wichtige Lektion im Verlust-Ertragen.

Der Umgang mit Konkurrenz und Rivalität will gelernt sein. Wird er das nicht, entsteht möglicherweise ein negatives Ziegenmilch-Selbstvertrauen. Die Angst vor Entblößung und Scham regiert dann das Handeln. Um jeden Preis muss vermieden werden, besiegt zu werden. Sicher ist es nur an der Spitze. Sicher? Keineswegs, denn die Anderen schlafen ja nicht.
Also muss man sich ständig vor plötzlichen Angriffen hüten, muss um seinen Platz streiten und die Konkurrenten verjagen. Kopfschmerzen und Nackenschmerzen sind die normale Folge solcher Anspannung.

Ein positiv erlöster Lac caprinum-Zustand kann „Fehltritte“ verschmerzen und ist bereit, den höchsten Platz auch wieder zu verlassen. Was soll's.
Die Ausrichtung geht auf das große Ziel, nicht auf den kleinen Sieg.

In der persönlichen Ebene:
Bei diesem Thema hast du Angst, zu verlieren. Warum? Was bedeutet dieses Thema für dein Leben?
Es wird eine Verknüpfung zu unangenehmen Erinnerungen geben, die um jeden Preis vermieden werden sollen. Diese Verknüpfung wird dir vielleicht nicht ins Bewusstsein kommen, deshalb existiert sie trotzdem. Niemand kämpft ohne Grund gegen Konkurrenten. Sonst wäre es ein Spiel, an dem alle Beteiligten Spaß haben. Ist es das?
Die meisten von uns haben keine freundlichen Erfahrungen mit dem Verlieren gemacht. Verlierer wurden schon im Kindergarten ausgelacht.
Dein Selbstvertrauen ist hier bei diesem Thema nur dann vorhanden, wenn du fest an den Sieg glaubst. Du lässt dich nicht unterbrechen, wirst ungemütlich bei Störungen und gibst alles, was du hast und kannst. Solange du an deinen Sieg glauben kannst, ist alles gut. Aber der leiseste Zweifel wirft dich in große Not. Was wird passieren, werden mich alle auslachen, wohin kann ich mich verkriechen?

Bitte verstehe, dass man nicht immer gewinnen kann. Klingt total banal, ist aber an dieser Stelle der richtige Satz. Du musst dein Selbstvertrauen vom Gewinnen lösen. Sei gegebenenfalls ein gemütlicher Verlierer und verstehe, dass es kein Weltuntergang ist (höchstwahrscheinlich jedenfalls).
Und insgesamt ist es natürlich hilfreich, deine vergangenen Erfahrungen zu untersuchen und dein gedemütigtes und frustriertes inneres Kind endlich abzuholen vom Verliererplatz. Dein Thema weist dir den Weg zu ihm.

In der Ahnenebene:
Oje, das könnte ungemütlich werden. Dein Thema rührt an Erfahrungen deiner Ahnen, die sofort zu Streit führen. „Du musst gewinnen! Gib alles! Gib noch mehr! Mach den Gegner platt!"

Armer Gegner. Wenn dein Ahnenfeld dich mit genügend Energie versorgt, hat er wirklich keine Chance. Es soll aber um jeden Preis vermieden werden, dass etwas noch einmal passiert, was früher zu Demütigung und Verlusten geführt hat - im weitesten Sinn bei Thematiken, die deiner Frage entsprechen.
Aber auch das Gegenteil ist denkbar. Wenn hier Erinnerungen an Verlust wach werden, ist es möglich, dass du von vornherein in Angst versinkst.
Die Scham des Verlierers drückt sich dann auch noch in dir aus.
Wie sollst du da genügend Kampfgeist entwickeln?

Um dein Thema erfolgreich zu lösen, ist es hilfreich, den Ziegenmilch-Streit zu entschärfen. Dann hast du wahrscheinlich mehr Freunde und mehr Freude. Überlege, in welchem Zusammenhang dein Thema mit Gewinn oder Verlust in deinem Ahnenfeld zusammenhängt. Versuche, das Handeln und die Meinungen deiner Ahnen zu verstehen. Und dann lasse sie bei ihnen. Du darfst entspannt in den Wettkampf der Gegenwart gehen und den Gipfel deines Themas mit Leichtigkeit erklimmen.

Auf der Torwächter-Position:
Der Kern deiner Frage hat mit Angst vor dem Verlieren zu tun. Du willst unbedingt, also wirklich ganz unbedingt, gewinnen. Was hängt alles davon ab?

Es gibt nur wenig im Leben, was wirklich so unbedingt gewonnen werden muss. Manchmal geht es tatsächlich um's Ganze. Aber selbst dann solltest du dich innerlich auch auf den Verlust vorbereiten. Es ist einfach gesünder für alle Beteiligten.
Nicht unwahrscheinlich, dass du mehrere Themen in diesem einen Thema verknüpfst, ohne es zu bemerken. Seelenheil und Liebe werden oft in „irdische" Belange verpackt und verursachen unnötig viel Verwirrung.
Trenne die „großen" Themen von den „menschlichen" Themen. Das nimmt schon mal ein bißchen Druck heraus.
Und was sagt dir der Begriff „Fehltritt"? Gibt es diesen Aspekt in deiner Frage? Untersuche die Folgen eines möglichen Fehltritts und arrangiere dich damit. Damit sinkt die Wahrscheinlichkeit seines Eintritts oder du versöhnst dich mit einem bereits geschehenen Fehltritt.

Verlasse dich auf die Trittsicherheit der Ziegenmilch. Lasse dich nicht in Kämpfe verwickeln, sondern folge unbeirrt dem schwindelfreien Aufstieg zum Sieg.

In der Seelenebene:
Dieses Thema ist schrecklich! Man will sich nicht daran erinnern.
Ein Fehltritt führte zum Verlust.

Was ist verloren gegangen? Du wirst dich heute wahrscheinlich nicht erinnern. Das ändert aber nichts. Das unbehagliche Gefühl bleibt ja trotzdem da.
Auch wenn du sonst ein friedlicher Mensch sein magst, bei diesem Thema wirst du schnell streitlustig und aggressiv.
Deine Seele will verhindern, dass etwas Ähnliches sich wiederholt.

Dadurch verlierst du aber den ruhigen Überblick.
Dein Weg wird eher schwieriger.

Die Aufgabe heißt also, längst vergangene Erfahrungen von Verlust und Niederlage zu integrieren. Man sagt gerne: „Verzeihe dir diese Erfahrung". Nun, du wirst merken, dass das nicht so einfach ist. Erstens weißt du gar nicht, was du dir verzeihen sollst und zweitens war der Schaden ja offensichtlich auf deiner Seite. Dieses Rätsel gehört jetzt also dir.
Immer, wenn du plötzlich mit Jemandem in Streit gerätst, wenn es um dein Thema geht, wirst du dich an dieses Rätsel erinnern. Und allein durch diese Aufmerksamkeit heilt es Schritt für Schritt. Lass den Groll ausschwingen. Verabschiede die Scham. Du hast so viel dazugelernt!

Lösungsweg:
Deine Seele erinnert sich an einen Fehltritt. Entlasse ihn in die Vergangenheit und integriere ihn. Gehe offenen Herzens deinen Weg und du erklimmst den höchsten Punkt mit Leichtigkeit.

Zoologie:
Ziegen gehören zur Familie der Hornträger. Für die Betrachtung der Ziegenmilch kommt nur die Hausziege in Betracht, es gibt jedoch wesentlich mehr, auch wildlebende, Ziegenrassen auf der ganzen Welt. Bereits seit der Steinzeit sind die Hausziegen Nutztiere des Menschen. Man nimmt von ihnen ihr Fleisch, die Haut als feines Leder, ihre Milch (von der sie mehr geben als Schafe) und von manchen Rassen auch die Wolle (Angora, Kaschmir). Große Rassen wurden bis in die Neuzeit auch in Europa als Zugtiere zum Pflügen und Lastenziehen eingesetzt.

Ziegenböcke haben immer Hörner, Geißen dagegen manchmal nicht. Böcke sind auch grundsätzlich größer. Allgemein erreichen Ziegen Wuchshöhen zwischen 50 und 100 Zentimeter, wiegen zwischen 30 und 120 Kilogramm und werden 10 bis 15 Jahre alt. Ihr Fell kann alle Erdtöne haben und auch gescheckt sein. Geschlechtsreife erlangen sie nach zwei bis drei Jahren und sind das ganze Jahr über paarungsbereit. Die Tragzeit beträgt fünf Monate, die Geiß bringt ein bis drei Zicklein zur Welt, die für drei Monate gesäugt werden. Eine Geiß lässt nur ihr eigenes Zicklein saugen und erkennt es noch lange Zeit an der Stimme.

Ziegen sind Wiederkäuer und haben eine sehr effektive Verdauung. Dadurch sind sie sehr genügsam, was ihre Lebensbedingungen betrifft. Grundsätzlich fressen sie lieber Gehölze als Gras. Ihre Hufe sind sehr gut an das Klettern angepasst. Sie veranstalten Kletterwettbewerbe, wer höher gekommen ist, hat gewonnen.

Außerdem sind Ziegen sehr intelligent und lernen auch voneinander. Hunde sind ihre Erzfeinde, sie sehen in ihnen immer noch den Wolf, den es zu vertreiben gilt. Verwilderte Ziegen leben nach Geschlechtern getrennt in Gruppen. In einer von Menschen gehaltenen Ziegenherde sind Rangkämpfe häufig. Sie sind willensstark und eigenwillig, haben aber auch großen Sanftmut mit Menschen, die sie mögen.

Melken darf nicht jeder! Ziegenmilch ist besonders verträglich für Menschen. Sie enthält unter anderem weniger Kasein und zusätzlich das besonders wertvolle Co-Enzym Q10, außerdem viele freie Aminosäuren.
Aus diesem Grund wird Ziegenmolke unter anderem für die Ausleitung einer Schwermetallvergiftung benutzt.

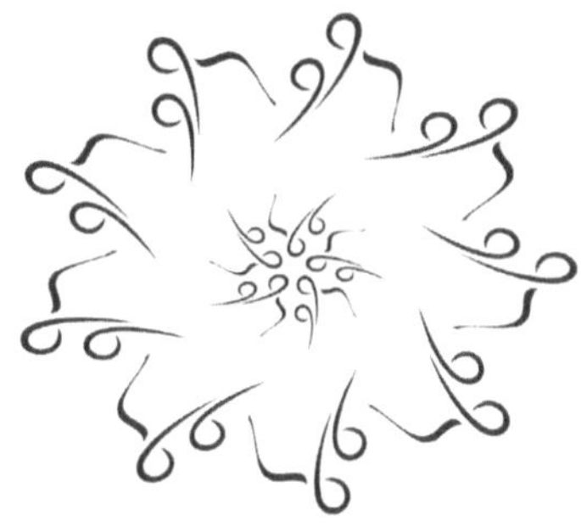

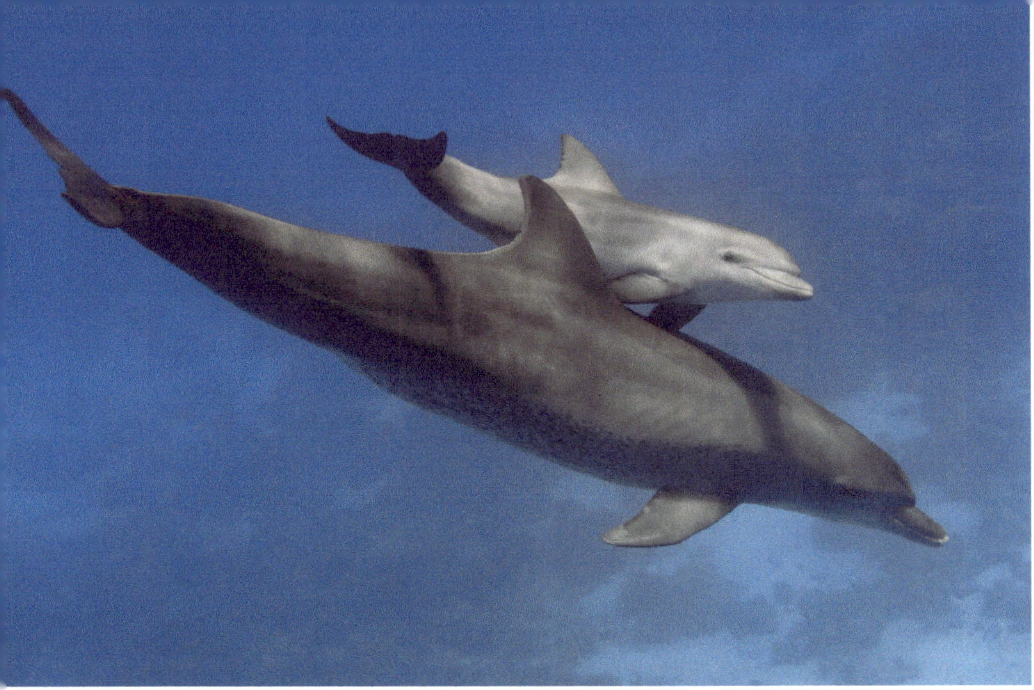

Lac delphinum - Delphinmilch

Unsicherheit - Selbstvertrauen durch Persönlichkeit

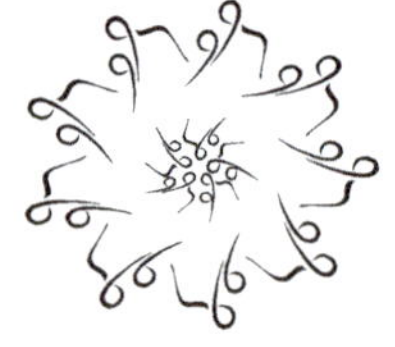

- Fühlt sich ohne Gruppe unsicher
- Ist sehr anhänglich, kontaktbedürftig
- Ahnt ständig und in allem Gefahren
- Fühlt sich Gefahren allein und hilflos ausgeliefert
- Nasen-Nebenhöhlen-Probleme
- Will Aufmerksamkeit, fordert sie penetrant ein
- Sucht Kontakt und hat gleichzeitig Angst, ihn zu verlieren

Social media. Soziale Netzwerke. Noch vor zwanzig Jahren konnte man mit dem Begriff eigentlich nichts anfangen, heute bestimmt er das Leben vieler Menschen. Jeder hat so seine eigene Meinung dazu.
Jene, die sie lieben, leben damit und darin. Jene, die sie verachten, benutzen sie oft trotzdem für berufliche Zwecke.

Die Vorteile sind ganz wunderbar, man kann relativ unverbindlich mit der ganzen Welt in Kontakt treten und Austausch pflegen. Es bilden sich Gruppen von Gleichgesinnten, die in manchen Ländern sogar einer Diktatur gefährlich werden. Man kann lernen und wachsen. Auch wenn man zu einer Minderheit gehört, ist man nicht mehr allein.

Die Nachteile sind inzwischen auch bekannt.
Datensammeln und Beeinflussung durch Meinungsmache sind allgegenwärtig. Früher hieß die Dystopie „Big brother is watching you". Heute sind wir längst bei „Big brother is leading you" angekommen.

Es heißt also einmal mehr, seine eigenen Grenzen zu kennen und zu bewahren. Als gereifter Mensch ist man (hoffentlich) in der Lage, sich innerhalb einer Gruppe zu behaupten und abzugrenzen. Man hat gelernt, sich auch allein in der Welt zurecht zu finden.
Wenn man aber gerade erst auf dem Weg ins Erwachsensein ist oder als bereits Erwachsener auf diesem Weg Wunden bekommen hat, ist das manchmal nicht so einfach.

Die Gruppe bedeutet für einen unsicheren Menschen Halt, Orientierung und Sicherheit. Ohne die Gruppe hat man schlicht Angst.

Man kann darüber schmunzeln, wie sehr sich junge Menschen (auch ohne Social media) über jeden Kleinkram austauschen und beraten müssen.
Wie wichtig es ihnen ist, was die Anderen sagen - zum neuen Outfit, der Nagellackfarbe oder dem Telefonat gerade eben. Aber sie geben einander damit tatsächlich Halt und Orientierung. Leider ist der Entfaltungsspielraum klar begrenzt durch die Ansichten der führenden Mitglieder.

Mit einem negativen Delphinmilch-Selbstvertrauen fühlt man sich ohne „seine" Gruppe wie eine Schnecke ohne Haus. Hilflos! Was soll ich denn jetzt machen?!?
Experimentierfreudigkeit ist ein Unding. Selbstentfaltung ist ein Fremdwort. Und solange die Gruppe greifbar bleibt und man dazugehört, ist alles gut. Fällt man durch das Raster und die Gruppe wendet sich ab, geht die Welt unter.

Im positiv erlösten Lac delphinum-Selbstvertrauen ist man sich seiner Zugehörigkeiten zu verschiedenen Gruppen bewusst.
Man kann darauf zurückgreifen, muss es aber nicht.
Man ist gern in „seiner" Gruppe, schwimmt aber auch mal alleine los.

Die wichtigste Gruppe, der man angehört, ist innerlich präsent: die eigenen Ahnen. Man kann sie fühlen. Sie sind nicht immer mit allem einverstanden, was die moderne Welt so möglich macht, aber - so what. Sie lieben trotzdem.

In der persönlichen Ebene:

Beim Thema deiner Frage hättest du gerne den Rückhalt einer Gruppe von Gleichgesinnten. Aber auch das Gegenteil ist denkbar: Du bist in einer Gruppe von Menschen verankert und deine Frage sprengt den Rahmen, der in dieser Gemeinschaft üblich ist.
Welcher Gruppe gehörst du mit deinem Thema an? Es müssen nicht Personen sein, auch Ideen und Glaubensfragen verbinden sich zu Gruppen, denen man durch seine Zustimmung mehr oder weniger stark angehört.

Zum Beispiel wird die Gruppe der Homöopathen durchaus geteilter Meinung sein, was den Inhalt dieses Buchs betrifft. Das hält uns aber nicht davon ab, unsere Erkenntnisse zu veröffentlichen.
Wir empfinden dabei auch keine Gefahr.
Anders ist es in einem negativen Delphinmilch-Zustand. Das Selbstvertrauen ist erschüttert und braucht zuerst das Einverständnis der jeweiligen Gruppe. Die Gefahr, von ihr „verstoßen" zu werden, ist zu bedrohlich.

Wie kann es soweit kommen? Eigentlich könnte man ja einfach eine neue Gruppe suchen oder gründen. Aber dazu braucht man tatsächlich Mut. Auch Bequemlichkeit sollte man als Faktor nicht außer Acht lassen. Warum etwas Unsicheres beginnen, wenn ich doch bereits alles habe, was ich brauche?
Hast du alles, was du brauchst?
Die Delphinmilch erzählt dir gerade, dass du aus den gewohnten Bahnen heraustreten sollst und dich nicht von Befürchtungen und Gewohnheiten davon abbringen lassen sollst. Außerdem wird von dir erwartet, dass du dir deiner wichtigsten Gruppe bewusster bist, wenn es um deine Frage geht - das Erbe deiner Ahnen und deiner Seele in all deinen Zellen.
Wahrscheinlich haben schon manche deiner Vorgänger vor einem ähnlichen Problem gestanden. Sei offen für ihre fördernden Botschaften.
Lass dich „von hinten" stützen. Du bist niemals allein.

In der Ahnenebene:

Deine Frage hat manche deiner Ahnen in ein Dilemma geführt. Es brauchte früher wesentlich mehr Mut, sich von der herrschenden Meinung abzusetzen.

Aus der Gruppe verstoßen zu werden, „verbannt" zu werden, kam oft genug einem Todesurteil gleich. Obendrein hat man seine Familie mit hineingezogen. Es ist also durchaus verständlich, wenn deine Führungskraft oder Versorgungskraft dir ihre Angst und Sorge vermittelt, die für sie mit individualistischen Projekten verbunden sein könnte.

Es ist für dich nun wichtig, genau zu untersuchen, wieviel von diesen Befürchtungen heute noch realistisch sind. Es kann durchaus sein, dass sie recht haben! Aber dann bist du dir nach dieser Untersuchung darüber im Klaren und kannst ganz anders reagieren, als wenn dich eine von dir übersehene Gefahr umwirft.
Es ist nicht so, dass deine Ahnen dich von deiner Frage abbringen wollen.
Sie sind aber besorgt, und das wahrscheinlich aus Erfahrung.
Wenn du also untersucht hast, wovor deine Ahnen dich bewahren wollen und für dich persönlich eine Entscheidung getroffen hast - trau ich mich oder trau ich mich nicht - wird dein Selbstvertrauen gestärkt sein. Was immer du dann entscheidest, gelingt besser.

Auf der Torwächter-Position:
Wer bist du, wenn du allein bist? Eines der Kernprobleme, die du im Zusammenhang mit deiner Frage lösen sollst, ist Mut zur Persönlichkeit.
Du möchtest wahrgenommen werden, nimmst aber selbst noch zu wenig wahr, wie sich deine Persönlichkeit den Meinungen Anderer anpasst.
Zumindest in deiner Frage ist noch viel von dir versteckt.

Bringst du Erlebnisse von „Verbannung" mit? Egal, ob als Reflex aus gefährlicheren Zeiten unserer Vergangenheit oder als eigene Erinnerung an zum Beispiel demütigende Schulhofsituationen: ohne die schützende Gruppe kann man verdammt ausgeliefert sein. Dem möchtest du vorbeugen, indem du dich aktiv um den Rückhalt in der entsprechenden Gruppe (die zu deiner Frage gehört) bemühst.
Aber bist du dabei authentisch DU?
Willst du eventuell ganz Anderes verwirklichen, als in dieser Gruppe möglich?
Dann hinterfrage, was dich in dieser Gruppe hält.
Sicher, dein Selbstvertrauen baut zur Zeit noch darauf auf, den Gruppenrückhalt zu haben. Aber der wichtigste Rückhalt wohnt doch sowieso in dir drin.

Mut zur Persönlichkeit ist eine Kernaufgabe der Delphinmilch.

In der Seelenebene:
Mit deiner Frage werden in dir Erinnerungen geweckt, die dich dringend davor warnen, den Gruppenrückhalt zu riskieren. Ohne deine Gruppe gehst du unter!

Das stimmt schon irgendwie. Insgesamt sind wir alle mehr aufeinander angewiesen, als es uns meistens bewusst ist. Unser Alltag ist so bequem und gut organisiert, dass wir das manchmal vergessen.
In Notsituationen, bei Katastrophenfällen oder Unglücken, halten die Menschen aber meistens ganz spontan zusammen. So soll es auch sein.

Auf dem langen Weg der Seelenindividuation gehen wir aber alle auch Wege, die uns aus gewohnten Zusammenhängen reissen. Solche Erfahrungen können schmerzhaft gewesen sein!

Alle Alarmglocken springen an, wenn man mit einem Delphinmilch-Selbstvertrauen den Wunsch hat, aus der gewohnten Lebenssituation herauszutreten. Irgendwann in deiner seelischen Vergangenheit scheint das offenbar so schwierig gewesen zu sein, dass du heute noch ganz dringend davor gewarnt wirst. Aber natürlich geht es hier nicht darum, ein vergangenes Elend zu vermeiden. Die Verhältnisse haben sich mit Sicherheit verändert. Wahrscheinlich hat deine Seele auch ein paar Lektionen dazu gelernt. Du wirst heute ganz anders mit den Situationen umgehen können als diejenigen, die in dir von ihren Erfahrungen zeugen wollen.

Verstehe also den Weg, der durch Unsicherheit und Verlust entstanden ist: immer noch geht es hauptsächlich darum, DEINE Persönlichkeit zu entfalten. Deinem Herzensweg zu folgen, ohne sich von schmerzhaften Erfahrungen der Vergangenheit davon abhalten zu lassen.

Deine Persönlichkeit ist völlig in Ordnung. Sie braucht aber wahrscheinlich noch andere ähnliche Persönlichkeiten um sich herum, die wirklich gut zu ihr passen. Mach dich auf deinen Weg und sie werden dir begegnen.

Lösungsweg:
Deine Ahnen fordern bewussten Kontakt von dir. Beginne diesen Kontakt zu fühlen ... und du wirst mehr Luft zum Atmen haben. Deine Ahnengruppe umgibt dich mehr als du ahnst. Entlasse die Einsamkeit in den Zyklus der Zeit.

Zoologie:
Delphine gehören zur Familie der Delphine in der Ordnung der Wale.
Es gibt rund vierzig Unterarten, sie leben in allen Meeren der Erde.
Der stromlinienförmige Körper erreicht zwischen anderthalb und vier Metern Länge, je nach Unterart. Weiße, graue und schwarze Hautfarben herrschen vor, selten erscheinen auch braune und blaue Hauttöne.
Die äußeren Hautzellen werden alle zwei Stunden abgestoßen und erneuern sich von innen her. Dadurch reduziert sich der Strömungswiderstand und schnelles Schwimmen wird gefördert. Alles, was die Stromlinienform behindern könnte, fehlt dem Delphin: Beine, Ohren, Haare und Genitalien. Diese sind nach innen verlagert. Ein Delphin kann bis zu 55 km/h schnell schwimmen! Zum Beutefang können Tauchtiefen bis zu 300 Meter und eine Dauer von 15 Minuten erreicht werden.
Für gewöhnlich tauchen sie aber nur für einige Minuten.

Delphine haben sehr gute Gehör- und Gesichtssinne. Die Ohröffnungen sind wahrscheinlich ohne Funktion.
Geräusche werden über den Unterkiefer zum Mittel- und Innenohr gelenkt. Durch spezielle Echoortung über ein schwammiges Organ in der Stirn, Melone genannt, ist auch die Wahrnehmung im Ultraschallbereich möglich. Auf diese Art werden auch Beutefische wahrgenommen. Die Augen können sowohl im Wasser wie in der Luft sehen. Das Delphingehirn hat eine komplex aufgebaute Hirnrinde. Die große Intelligenz (sie erkennen sich selbst im Spiegel) führt zum Einsatz von Delphinen in verschiedenen Therapieformen, im militärischen Bereich zur Ortung von Seeminen, aber auch im kommerziellen Bereich.

Zum Schlafen wird stets nur eine Gehirnhälfte entspannt, die andere bleibt wach, auch ein Auge bleibt geöffnet. Dadurch werden Atmung und Schutz sichergestellt. Delphine leben in Gruppen ohne feste Zugehörigkeit.
Bei entsprechendem Nahrungsangebot können diese Gruppen sehr groß werden. Es gibt ausgeprägte Formen von freundlicher Interaktion mit Schmusen und Zärtlichkeit. Masturbation ist beobachtet worden.
Sie verständigen sich untereinander mit Pfeif-, Klick- und Schnatterlauten. Auch scheint jeder Delphin einen Namen zu haben, mit dem sie sich rufen. Neugeborene bekommen diesen Namen ununterbrochen von ihrer Mutter vorge„sprochen", damit sie sich stets wiederfinden.

Nach ausgedehntem Liebesspiel, das übrigens nachgewiesenermaßen auch unter verschiedenen Arten miteinander stattfindet (daraus entstehende

Hybridformen bleiben fruchtbar), trägt die Delphinin etwa ein Jahr lang ein Junges aus. In seichten Gewässern gebiert sie mit der Hilfe anderer Weibchen innerhalb von zwanzig Minuten das Baby. Die Schwanzflosse kommt zuerst heraus, die „Ammen" ziehen daran. Es muss sofort zur Wasseroberfläche gebracht werden zum Atmen.
Ein Neugeborenes kann sofort Töne hervorbringen.

Für anderthalb Jahre bekommt es eine sehr fettreiche (35-40%) und eiweißreiche gelbliche Muttermilch. Die Brustdrüsen befinden sich seitlich in Hautfurchen neben der Vagina. Eine Fütterung dauert nur wenige Sekunden, um zu vermeiden, dass das Junge zuviel Salzwasser schluckt. Dafür wird alle zehn bis dreißig Minuten gestillt. Das Junge hat keine Lippen zum saugen, die Mutter spritzt ihm die Milch aktiv in den Rachen. Ein weiteres Kind bekommt die Delphinin nur alle zwei bis drei Jahre.

Die durchschnittliche Lebenserwartung lässt sich nicht klar ermitteln.
Man behilft sich zur Zeit mit dem durchschnittlichen Todesalter. Dieses beträgt bei Delphinen der freien Wildbahn 25 Jahre, bei solchen aus Delphinarien 34 Jahre.

Der Name Delphin entsteht aus dem griechischen delphys = Gebärmutter.
Dabei ist nicht klar, ob ein Meerestier mit Gebärmutter gemeint war oder ein Tier mit einer der Gebärmutter ähnlichen Form.

Im französischen Sprachgebrauch gibt es den „Dauphin", also den Delphin, als Bezeichnung für einen erwünschten oder bereits designierten Nachfolger eines höheren Amtsträgers. Es entstand aus dem Brauch, den leiblichen Nachkommen eines Herrschers als Dauphin zu bezeichnen.

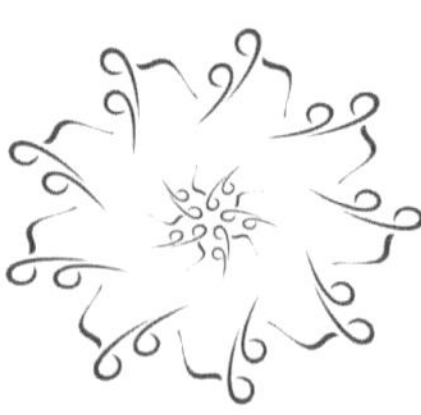

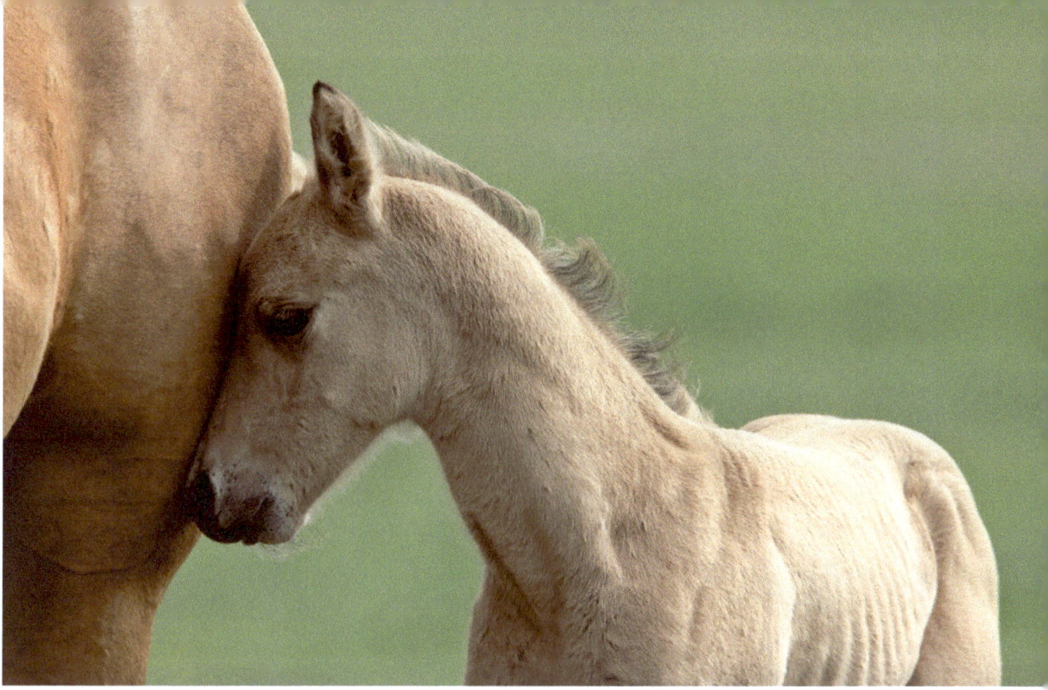

Lac equinum - Pferdemilch

Hörigkeit - Selbstvertrauen durch Selbstbewusstsein

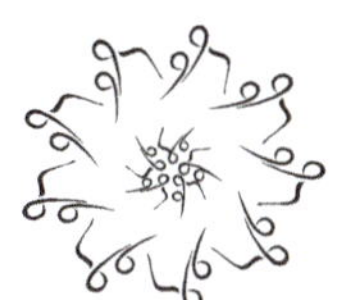

- Freiheitsdrang kämpft gegen erschöpfende Hörigkeit
- Großer Ehrgeiz, will gefallen und gewinnen
- Ist schnell überlastet, alles ist zu viel
- Das Lebenskonzept besteht darin, Pflichten zu erledigen
- Hat das Gefühl, ständig zu versagen
- Rückenprobleme, Last auf den Schultern
- Verlust des eigentlichen Ziels
- Angst vor anstehenden Terminen

Manche Menschen haben ein breites Kreuz - im übertragenen Sinn. Sie übernehmen Aufgaben und Arbeiten, bei denen andere Menschen „Nein" sagen. Erstaunlicherweise haben diese Arbeiten überdurchschnittlich häufig kein hohes Ansehen. Sie werden als gering erachtet und auch gering honoriert. Zu Beginn der Corona-Pandemie erkannte man auf einmal, dass manche solcher Arbeiten „systemrelevant" sind. Aber hat sich seitdem etwas verändert an der Wertschätzung und vor allem der Honorierung dieser Arbeiten?

Eigentlich eher im Gegenteil.
Es wäre ganz leicht, mit einem Generalstreik angemessene Bedingungen zu erzwingen. Das wird aber wahrscheinlich nicht passieren. Das Selbstvertrauen befindet sich hier in einem negativen Pferdemilch-Zustand.

Die Mischung aus Ehrgeiz und Pflichtbewusstsein wächst auf einem Boden von Hörigkeit. Freiheit ist völlig vergessen worden. Man muss sich den „herrschenden" Bedingungen ergeben, daran führt nun mal kein Weg vorbei. Also mache ich wenigstens meinen Job gut. Dann finde ich immerhin das Wohlwollen der Umgebung.
Ist das so?

Hörigkeit wird definiert als eine Unterwerfung des eigenen Willens unter den Willen einer anderen Person/Institution. Wohl gemerkt: nicht aus Gehorsam, sondern aufgrund einer psychischen Abhängigkeit. Man glaubt den Aussagen der gewalthabenden Instanz blind. Diese Instanz ist aber gerade nicht daran interessiert, für Ausgleich und Gerechtigkeit zu sorgen, sondern im Gegenteil an der Ausbeutung der Kraft - Arbeitskraft, Liebeskraft, Seelenkraft, egal - des Abhängigen. Deshalb werden zwar wohlwollende Sätze verschenkt, es folgen aber kaum Taten.

In der Arbeitswelt sind die Menschen in „systemrelevanten" Berufen völlig abhängig davon, überhaupt einen Job zu haben. Man muckt ungern auf, wenn die Existenz auf dem Spiel steht. Die alte marxistische Idee des „Proletarier aller Länder, vereinigt euch" war und ist einfach noch nicht reif. Es fehlen noch wichtige Schritte bei der Bewusstwerdung, wie perfide die Abhängigkeiten vernetzt sind. Aber es regt sich Widerstand. Mit Selbstbewusstsein ein bedingungsloses Grundeinkommen für Alle zu fordern wäre ein sinnvoller nächster Schritt, der aus vielen schlechten Verhältnissen führen würde.
Aber muss man nicht seine Pflichten erfüllen? Steht mir das denn zu, Geld für „Nichtstun"?

Das negative Lac equinum-Selbstvertrauen erschöpft sich darin, Pflichten zu erfüllen. Diese Pflichten sind zu schwer, das sieht eigentlich jeder. Aber Versagen oder Nichterreichen eines gesetzten Ziels wird als persönliches Versagen verstanden. Man stellt die zu erledigenden Aufgaben nicht in Frage. Die sind nun mal da, also muss man sie erledigen. Den Freiheitsdrang und Wunsch nach Selbstverwirklichung hat man längst tief ins Unterbewusstsein verdrängt.
Dieser äußert sich dann häufig als Rückenschmerzen. Kein Wunder, oder?

Ein positiv erlöstes Pferdemilch-Selbstvertrauen wacht in seiner enormen Kraft auf. Es ist soviel mehr Kraft als alle die Begrenzungen! Man muss es nur begreifen - und das braucht Mut und Selbstbewusstsein. Aber dann kann man Hindernisse überspringen, die momentan noch als „gegeben" hingenommen werden.

In der persönlichen Ebene:
Bist du dir deines Wertes und deiner Fähigkeiten bewusst, was das Thema deiner Frage angeht? Das ist jetzt gar nicht allgemein gemeint, obwohl man die Frage natürlich auch grundsätzlich stellen könnte.
Aber hier gilt es, sie im Hinblick auf deine Frage zu beantworten.
Also nochmal: definiere deine Fähigkeiten und den Wert deiner Bemühungen (für dich, deine Umgebung und alle, die davon profitieren) im Hinblick auf deine Frage und die Lebensbereiche, die davon betroffen sind.
Die Pferdemilch erzählt hier davon, dass du wahrscheinlich mehr leistest als manch Anderer und es als deine Pflicht betrachtest, es sehr gut zu machen. Trotzdem bleibt immer die Angst, es nicht gut genug zu machen.

Dein Selbstwert (bei deiner Frage) ist von guter Arbeit und dem dafür gegebenen Lob abhängig. Allerdings folgt deine Arbeitskraft den vorgegebenen Strukturen. Für Kreativität ist kein Platz, es wird von dir und den Anderen erwartet, dass du etwas leistest.
Das ist selbstverständlich ziemlich anstrengend. Vor allem auch, weil du eben nicht kreativ sein sollst, sondern nur Leistung bringen sollst. Kreativ tätige Menschen können in einem Schaffensrausch sehr lange konzentriert arbeiten und fallen am Ende in eine zufriedene Erschöpfung. Das geht mit einem Lac equinum-Selbstvertrauen nicht. Die Erschöpfung ist ständig vorhanden, weil viel zu viel erwartet wird und viel zu wenig Spielraum für „Eigenes" ist.
Im Zusammenhang mit deiner Frage verhältst du dich also wie ein braves Lasttier, das trägt, was man ihm auflädt.
Warum gibst du Anderen die Macht über dich? Welchen Spielraum lässt dir das Leben, dich aus der Abhängigkeit zu befreien?

Entdecke deine Kraft in diesem Thema. Vielleicht kommst du allein viel besser klar? Mit einem positiven Pferdemilch-Selbstvertrauen wirst du die Fesseln erkennen können, die man dir (vielleicht sogar mit deinem Einverständnis) anlegt. Entscheide selbst, ob du es noch länger hinnehmen willst oder nicht. Wenn es nicht anders geht, entwickle eine innere Unabhängigkeit und nutze dein wachsendes Selbstbewusstsein, um bei der nächsten Gelegenheit in die Freiheit zu springen.

In der Ahnenebene:
Was hast du nur für Flausen im Kopf! So könnte ein Stoßseufzer deiner Ahnen bei deiner Frage lauten. Von ihnen kommt die Erfahrung, dass es leichter ist, sich den Beschränkungen zu ergeben als gegen sie anzukämpfen. Und dass man auch als Befehlsempfänger einen Arbeitsethos hat. Man gibt sich Mühe und wird dafür gelobt. Das muss reichen. „Die da oben" werden es schon besser wissen als ich.
Dass man sich dafür kaputt macht - so ist das eben. Rückenschmerzen?
So ist das eben. Je früher du das begreifst, desto weniger wirst du leiden.

Wenn deine Führungskraft oder deine Versorgungskraft bei deinem Thema solche Gefühle weiterreicht, wirst du dich nicht wundern, wenn dir Leichtigkeit und Kreativität mühsam vorkommen. Deine Ahnen waren den Abhängigkeiten des Lebens ausgeliefert. Nutze den Spielraum unserer Jetztzeit, um dich - bei deinem Thema - von Abhängigkeiten zu befreien. Aus deinen Genen erreicht dich „ein breiter Rücken", also richtig viel Kraft. Du musst diese Kraft erlösen aus der Hörigkeit. Entwickle das Selbstbewusstsein, das deine Ahnen nicht hatten. Sie werden dich dafür sehr wertschätzen.

Auf der Torwächter-Position:
Du kannst so viel leisten! Aber die Versagensangst sitzt dir im Nacken.
Du musst es gut machen! Und du musst es zur Zufriedenheit der „Anderen" machen. Wer sind die Anderen, im Sinne deiner Frage?
Wenn du - deiner Meinung nach - versagt hast, verdienst du dann Strafe? Wer oder was bestraft dich dann? Man kann das ja auch gut selbst erledigen, wenn das „Innere Tribunal" es beschlossen hat. Und gut gemacht bedeutet natürlich immer eine Topleistung, keinen Durchschnitt.
Bei deinem Thema hast du fremde Maßstäbe verinnerlicht. Diesen möchtest du um jeden Preis gerecht werden. Warum eigentlich?
Es besteht eine innere Abhängigkeit zu den „Anderen". Du möchtest so sehr gerne von ihnen gewürdigt werden. Allerdings besteht der begründete Verdacht, dass „die Anderen" sich gerne von dir bedienen lassen. Das ist jedenfalls die Botschaft der Pferdemilch. Untersuche gründlich, welche Abhängigkeiten hier bestehen.

Der Schmerz der Ablehnung ist nicht zu vermeiden, wenn du in dein eigenes Selbstbewusstsein kommen möchtest. Du wirst es ertragen können, wenn du die perfiden Ausbeutungsmuster erkennen lernst. Wechsle aus der Hörigkeit, die ja mit Gehorchen zusammenhängt, in die Freiheit der Selbstbestimmung.

Sei bereit, den Preis dafür zu bezahlen. Am Ende wirst du darüber staunen, wie leicht sie dich manipuliert haben. Werde selbstbewusst.

In der Seelenebene:
Du hast geschuftet wie ein Pferd. Diese Erinnerung wird wach, wenn du dich mit deinem Thema beschäftigst. Bist du dafür „belohnt" worden? Wahrscheinlich nicht, sonst würde diese Erinnerung nicht so unangenehm wieder auftauchen.
Sich abzuarbeiten für die Anerkennung von „Höherstehenden", wer auch immer das sein mag: deine Seele verkrampft sich noch heute dabei. Es wird nämlich niemals belohnt, pflichtbewusst das eigene Selbst zu verleugnen. Die Umgebung nimmt es dankend an und hält es ab sofort für selbstverständlich. In vielen Religionen wird solches Verhalten noch spirituell überhöht.

Es gilt also immer noch, seelische Abhängigkeiten als solche zu entlarven. Niemand, wirklich niemand, kann den Weg zur Freiheit, zur Seligkeit, zur Erlösung - nimm einfach den Begriff, der dir am schönsten klingt - für dich öffnen oder verschlossen halten, nur DU selbst. Und dafür brauchst du dein Selbstbewusstsein. Damit du Hindernisse erkennen und überwinden kannst. Damit du dein Ziel nicht aus den Augen verlierst. Lass dich nicht mehr einspannen in fremde Pflichten. Gib nur noch aus dem freien Herzen, wenn du es für richtig hältst. Nicht mehr, wenn „Andere" es für wertvoll halten.

Lösungsweg:
Fliehe nicht länger auf ausgetretenen Pfaden. Erkunde das Hindernis und öffne dein Herz. Das Ziel liegt immer hinter dem Hindernis.
Nutze und spüre deine Sprungkraft.

Zoologie:
Das Hauspferd gehört zur Familie der Pferde. Diese besteht aus Wildpferden, Wildeseln und ihren domestizierten Formen und den Zebras.
Die Domestizierung der Pferde fand bereits in der Altsteinzeit und an verschiedenen Orten unabhängig voneinander statt. Dadurch war die Überwindung weiter Strecken in kürzerer Zeit möglich, man erfand Streitwagen und neue Kriegstechniken. Ab dem 9. Jahrhundert gab es das Kummet, ein Zuggeschirr, durch das Kutschen möglich wurden.
Pferde wurden und werden also zu verschiedenen Zwecken gezüchtet.

Dabei unterscheidet man grob zwischen:

- Vollblutpferden aus arabischer Zucht mit nervösem, aufbrausendem Gemüt
- Kaltblutpferden mit kräftigem Körperbau und sanfterem Gemüt
- Halbblutpferden, bei denen ein Elternteil ein Vollblut sein muss
- Warmblutpferden, Kreuzungen aus Vollblut- und Kaltblutpferden
- Ponys, alle Pferde bis 1,48 m Widerristhöhe, mit starkem Gebiss und langer Lebenserwartung.

Grundsätzlich können Pferde zwischen 40 und 220 Zentimeter Schulterhöhe erreichen. Das Gewicht bewegt sich zwischen 90 und 1.200 Kilogramm.

Es gibt wenig Geschlechtsdimorphismus, Hengste und Stuten sehen gleich aus, Hengste sind etwa zehn Prozent größer. Körperlich ausgewachsen ist ein Pferd mit etwa sieben Jahren, geschlechtsreif schon nach anderthalb Jahren.
Großpferde haben eine Lebenserwartung von bis zu 35 Jahren, Ponys bis zu 50 Jahren.
Die Brunstzeit ist im Frühjahr, eine rossige Stute lockt jeden Hengst über alle Hindernisse hinweg an. Die Tragzeit beträgt elf Monate, für gewöhnlich kommt ein Fohlen zur Welt.
In freier Wildbahn leben Pferde in Gruppen zusammen, es existiert eine klare Rangordnung. Der Nachwuchs verlässt die elterliche Gruppe mit dem Erwachsenwerden.
Das kleine Fohlen säugt täglich 30-50 mal für je eine Minute im Zeitraum von sechs Monaten. Die Stutenmilch ist der Frauenmilch sehr ähnlich. Im Verhältnis zu Kuhmilch enthält sie weniger Fett und Natrium, mehr Milchzucker und wesentlich mehr Vitamin C, außerdem viele ungesättigte Fettsäuren.

Stutenmilch wird als Heilmittel und Kosmetikum angepriesen. Es gibt in Deutschland rund 40 Gestüte für die Milchproduktion. Für diesen Zweck ist es natürlich notwendig, permanent Fohlen zur Welt zu bringen. Leider ist sehr fragwürdig, was mit diesen „überzähligen" Fohlen geschieht.
Die meisten werden in elenden Transporten nach Südeuropa gebracht, wo sie zu Nahrungsmitteln verarbeitet werden.
Solche Milchstuten „geben" täglich zwischen vier und acht Litern Milch.
Der Urin trächtiger Stuten wird zur Östrogengewinnung genutzt.

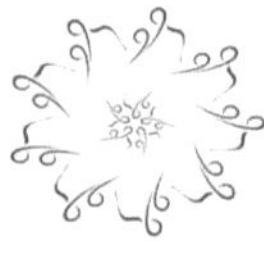

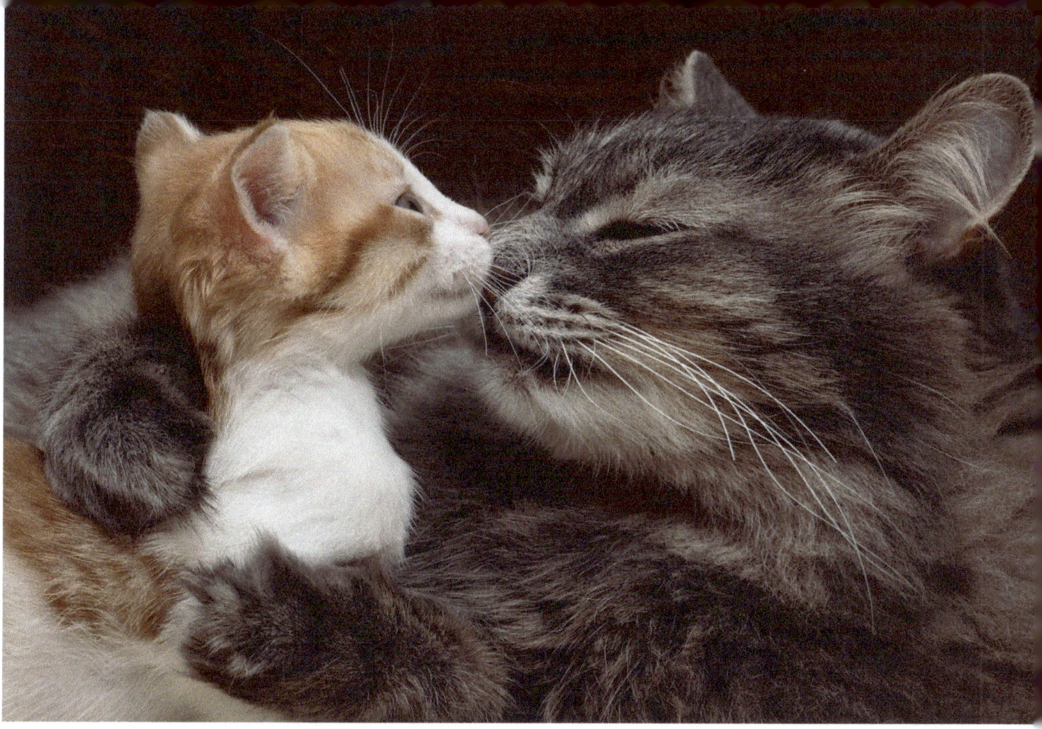

Lac felinum - Katzenmilch

Abgrenzung - Selbstvertrauen durch Toleranz

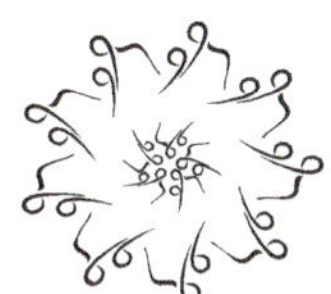

- Braucht das Recht auf Unabhängigkeit
- Fühlt sich wertlos, vernachlässigt und missbraucht
- Bricht Normen im Namen der Selbstbefreiung
- Ist penetrant bei kleinsten Fehlern von anderen
- Ist übertrieben gewissenhaft
- Hat Angst zu fallen
- Sucht nach Kontakt, hat gleichzeitig Ekel bei Kontakt
- Kontaktabbrüche wegen scheinbaren Kleinigkeiten

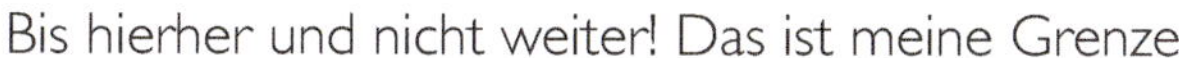

Bis hierher und nicht weiter! Das ist meine Grenze.
Für manche Menschen ist der geschützte eigene Raum wichtiger als für andere. Er ist wichtiger als soziale Interaktionen, wichtiger als Gemeinschaft und Familie, wichtiger als Selbstverwirklichung.

Oder besser gesagt kann Selbstverwirklichung nur im geschützten eigenen Raum stattfinden.
Was passiert außerhalb dieses Raums?
Offenbar unangenehme oder sogar bedrohliche Dinge. Gefühle, die man NICHT fühlen möchte. Situationen, die man NICHT erleben möchte.
Dieser geschützte eigene Raum befindet sich im Inneren der Gefühlswelt eines Menschen. Es ist hier nicht die Rede von Autismus und seinen Sonderformen. Es geht um das unbedingte Recht auf Selbstbestimmung der eigenen Grenzen.
Diese Grenzen werden bewacht, innen wie außen.
Penibel wird auf die Einhaltung bestimmter Verhaltensweisen und Regeln geachtet. Zum Beispiel sind vielleicht Höflichkeitsfloskeln oder bestimmte Codeworte in der Kommunikation (Jugendsprache!) die Voraussetzung für ein Gespräch. Oder Kleiderordnungen müssen eingehalten werden („mit Spießern im Anzug wird nicht geredet").
Gesellschaftliche Gepflogenheiten sind mit einem Katzenmilch-Selbstvertrauen suspekt. Wer hat sie aufgestellt und warum sollte man sich daran halten? Auf sehr subjektive Art wird entschieden, ob diese Gepflogenheiten auch für einen selbst gelten oder nicht. Die eigenen Normen werden aber kompromisslos verteidigt: Ist man zum Beispiel ein Vertreter von korrekter Sprache, wird jeder Fehler bei Anderen unbedingt korrigiert („Das ist ein Genitiv, es muss heißen -wegen seines Asthmas- und nicht -wegen seinem Asthma- !").
Ein sehr auffälliges Beispiel für Lac felinum-Selbstvertrauen sind Musikströmungen. Sie brechen immer wieder alle herrschenden Normen. Hat es mit den „Rock-n-Rollern" der Fünfzigerjahre angefangen oder war nicht eigentlich schon um die letzte Jahrhundertwende die Musik Ausdruck der Abgrenzung gegen das Althergebrachte? Stets herrschen in den entsprechenden Gruppen bestimmte Kleiderordnungen und Spracheigenheiten.
Und immer geht es um Abgrenzung.

Ein negatives Katzenmilch-Selbstvertrauen will die Abgrenzung um jeden Preis. Außerhalb der eigenen, selbstgewählten Grenzen fühlt man sich unsicher und ungewollt - gerade weil man sich ja so „anders" fühlt.
Die Angst zu fallen versinnbildlicht die Gratwanderung und die Kontrolle, die man aufbringen muss, um den Kontakt zur übrigen Welt zu meistern.
Vor dieser „übrigen Welt" ekelt man sich regelrecht. Dahinter steckt selbstverständlich ein ungelöstes Verhältnis zu sich selbst. Warum ekelt man sich vor sich selbst? Warum muss man penibel auf bestimmte Äußerlichkeiten achten? Die Gründe dafür sind tief im Unterbewusstsein vergraben. Vielleicht ist es auch ein Ausdruck von Weltmüdigkeit, man könnte doch tatsächlich manchmal

verzweifeln an menschlicher Ignoranz.
Denkbar sind auch verstörende Erlebnisse in der Kindheit. Die Katzenmilch lässt solche Fragen offen. Es geht nur um die Beschreibung dieses distanzierten Lebenszustands.

Im positiv erlösten Lac felinum-Selbstvertrauen kann man das eigene Leben und seine Umgebung von einer erhöhten Warte aus beobachten, ohne arrogante Abgrenzungen zu brauchen. Man kann nach oben klettern und auch wieder heruntersteigen in die „Niederungen" des menschlichen Lebens.
Es ist nicht mehr zwingend, zu entfliehen.

In der persönlichen Ebene:
Wie fühlt es sich an, diese Frage zu stellen? Es gibt in dieser Frage, deinem Thema einen Aspekt, der dich dazu überreden möchte, es mit dir allein auszumachen. Was kann die Außenwelt schon von deinen Problemen verstehen? Du hast doch genug Selbstvertrauen, um es allein zu lösen. Auf deine Art! Ratschläge geraten sowieso gern zu „Schlägen" und sind auch meistens voller Fehler. Niemand kann nachvollziehen, was du wirklich brauchst und obendrein sind Antworten komplett von der Persönlichkeit des Antwortenden gefärbt. Und das kotzt dich an, mit Verlaub gesagt.

Selbstverständlich hat jeder Mensch das Recht, seine Probleme und Lebensfragen mit sich selbst auszumachen. Oft genug funktioniert das ja auch gut. Aber mal ehrlich: eine andere Sichtweise kann auch befruchtend sein, zum Nachdenken anregen oder sogar helfen. Es zwingt dich niemand, etwas umzusetzen, was dir nicht gefällt. Aber es stellt sich die Frage, ob du Erfahrungen damit gemacht hast, zu etwas gezwungen zu werden. Und das Ergebnis dieses Zwangs war nicht gut für dich, soviel steht fest. Du hast dich - jedenfalls beim Thema deiner Frage - in einen Elfenbeinturm zurückgezogen, oder nenne es ein Dach oder jeden anderen Ort, der weit über den Dingen existiert. Du schaust mit großem Weitblick auf die Thematik und entdeckst selbstverständlich eine Menge Ungereimtheiten. Diese sind leider sehr menschlich. Davor zuckst du schnell zurück und wirkst dann auf deine Umgebung distanziert bis arrogant.

Suche nach der Verletzung, die dich dazu gebracht hat, so zu reagieren. War es vielleicht die normale Art, mit dir umzugehen, als du noch klein und abhängig warst? Bist du oft zu etwas gezwungen worden, was dir absurd und dumm vorkam? Verabschiede diesen Schmerz, indem du ihn noch einmal ernsthaft fühlst, so, wie es damals war.

Du darfst auch alle Beteiligten schrecklich finden, das ist dein gutes Recht. Hilf deinem inneren Kind von damals die Leiter herunter und zeige ihm behutsam Lösungen, die nicht einzwängen.
Dadurch entsteht langsam die innere Freiheit, auf Vorschläge von außen eingehen zu können. Du darfst immer deine eigene Meinung behalten! Aber du musst nicht mehr fliehen.

In der Ahnenebene:
Lass dich nicht verbiegen, lass dich nicht in das System einspannen! Bleibe immer unabhängig! So lässt sich zusammenfassen, was aus deinem Ahnenfeld bei deiner Frage geraten wird. Die Führungskraft wird dich auf Distanz zu allem bringen wollen, was mit deiner Thematik zu tun hat. Die Versorgungskraft wird dir vermitteln, dass du niemanden brauchst und prima allein klar kommen kannst.
Es wäre also wichtig, zu überdenken, ob diese Hinweise für dich wirklich hilfreich sind. Offenbar gab es bei dieser Thematik Erfahrungen in deinem Ahnenfeld, die so viel Lebenskraft gekostet haben, dass diese Warnung noch heute wichtig erscheint.
Wurde vielleicht jemand gezwungen zu einem Verhalten, dass als absurd empfunden wurde (immer bezogen auf deine Frage, nicht vergessen)? In so einer Lebenssituation, der man nicht entfliehen konnte, wächst der Wunsch nach Flucht über die Maßen. Alle Fehler in der Umgebung beweisen nur, dass man mit seiner Ansicht recht hat. Aber man kommt nicht weg.

Vielleicht wurden auch Wunden gerissen durch Normen brechendes Verhalten eines Ahnen. Kontaktabbrüche verursachen immer in den folgenden Generationen Probleme. Es gehören ja stets alle zum System, das wissen wir inzwischen. Zum Beispiel ein Großvater, über den man nicht mehr spricht, weil er fremd gegangen war und die Ehe daraufhin zerbrach - diese Lücke verursacht alles andere als friedliche Liebesbeziehungen in den späteren Generationen.
Untersuche also die Impulse deines Ahnenfelds auf solche Distanzierungsvorschläge. Mache dich innerlich davon frei.
sEs waren die Erfahrungen und Lösungsversuche einer anderen Zeit.

Auf der Torwächter-Position:
Das wird jetzt nicht leicht für dich:
Der Schmerz und die Empörung über die Unfähigkeit von Anderen wird auch

deine Arbeit mit diesen Karten überschatten.
Du suchst zwar nach Antworten und vielleicht auch nach Hilfe, bist aber nicht wirklich bereit, deinen eigentlichen Schmerz zu spüren. Zuerst willst du der Welt beweisen, dass Fehler gemacht wurden und du möglicherweise Schaden genommen hast an diesen Fehlern.

Nachdem du in große Distanz gegangen bist bemerkst du nun, dass dir etwas fehlt. Die Distanz war wahrscheinlich erstmal eine gute Lösung - bezogen auf deine Frage! - aber sollte jetzt, so sagt es die Katzenmilch, beendet werden. Für deine Selbstbefreiung aus den erlittenen Wunden hast du mutige Dinge gemacht. Nicht jeder hätte das gekonnt. Leider musst du, um die Wunde zu heilen, aus der Distanz zurückkommen.
Jede Heilung verlangt nach Wahrnehmung, und Wahrnehmung ist mit Gefühlen verbunden. Aus der Distanz kann man nur Gedanken haben, bestenfalls noch Reflektionen über Gefühle. Niemals aber diese echten, blöden Gefühle.

Man kann sich vor diesen Niederungen ekeln, das stimmt. Im abgehobenen Zustand ist man leicht mal erhaben über zum Beispiel Eifersucht, Rachegefühle oder bodenlose Hilflosigkeit. Und obendrein ist man möglicherweise auch noch auf fremde Hilfe angewiesen! Dann geht das Dilemma nur wieder von vorne los. Und das stimmt ja sogar.

Um diesen Torwächter zu lösen sollst du, wie es die Katzenmilch sagt, aus deiner Distanz zurückkommen. Nur wenn das wirklich passiert, besteht die Möglichkeit, dass etwas Neues entsteht. Suchst du Hilfe oder Kontakt aus der Distanz, werden wieder die gleichen Fehler passieren wie früher.
Steigst du aber herunter von deinem „Katzenbaum" und wagst dich in deine unangenehmen Gefühle - bezogen auf dein Thema! - werden sie ausschwingen und neue Resonanzen herstellen. Du wirst Kontakt zu den richtigen Personen, den richtigen Verhältnissen finden.
Sie werden einfach auftauchen, du musst nicht mehr danach jagen.

In der Seelenebene:
Es gibt Impulse aus deiner Seelenebene, die dich zu einer Art Eigengesetzlichkeit drängen wollen. Normen und Gesetze? Nur für „die da unten".
Auf deinem Niveau brauchst du dich darum nicht mehr zu kümmern.
Was ist denn da passiert? Jemand hat sich über geltende Regeln hinweggesetzt - bezogen auf deine Frage. Jemand hat sehr konsequent, und auch arrogant, sein eigenes Ding gemacht. Vielleicht war das Ergebnis sogar befriedigend?

Leider hat der Kontakt zur Realität darunter gelitten.

Sich Zwängen zu widersetzen ist nicht prinzipiell falsch oder richtig.
Es kommt auf den Zusammenhang an! Untersuche die Impulse, die dich hier erreichen, auf ihre Verträglichkeit mit deiner Umwelt.
Das Wesen der Freiheit zu begreifen ist eine immerwährende Aufgabe.
Du sollst das heute für dich neu bewerten.

Lösungsweg:
Meister/in des Kletterns.
Klettere deine inneren Stufen der Werte und Achtung empor ...
und das „innere Gejagt-Sein" hört auf.

Zoologie:
Katzen gehören zur Familie der Katzen in der Ordnung der Raubtiere. Die hier besprochene Katzenmilch gehört zur Hauskatze, die eine domestizierte Falbkatze ist, eine Unterart der Wildkatzen.
Hauskatzen werden um die 50 Zentimeter lang, wiegen zwischen zweieinhalb und acht Kilogramm und erreichen Schulterhöhen bis 35 Zentimeter. In kalten Gebieten lebende Katzen sind allgemein schwerer und größer als solche in warmen Zonen.
Die einfache Hauskatze hat typische Fellzeichnungen, durch Züchtung haben sich aber viele Fellfarben und Haartypen gebildet.
Insgesamt lassen sich Katzen aber nur wenig züchterisch beeinflussen, wenn man es mit dem Hund vergleicht.
Katzen können sehr gut springen und sprinten, sind aber schlechte Dauerläufer. Ihr Verdauungssystem ist nicht in der Lage, Retinol (Vorstufe von Vitamin A) und Arachidonsäure selbständig zu bauen. Sie müssen Leber fressen, um es zu bekommen. Die Geschmacksrichtung „süß" kann eine Katze nicht schmecken.

Mit Menschen lebende Katzen werden um die zwanzig Jahre alt, frei lebende erreichen nur etwa drei Jahre.
Spätestens mit Vollendung des ersten Lebensjahres wird eine Katze rollig. Durch Duftstoffe im Urin und laute Rufe lockt sie die Kater der Umgebung zu sich. Das Liebesspiel ist recht laut. Der Paarungsakt dauert nur Sekunden und ist für die Katze schmerzhaft. Eine rollige Katze kann von mehreren Katern gedeckt werden, die Wurfgeschwister können verschiedene Väter haben.

Nach einer Trächtigkeit von etwa zwei Monaten kommen zwischen zwei und sieben Kätzchen zur Welt, selten mehr.
Katzen haben manchmal Schwangerschaftserbrechen!

Die Jungen sind nicht in der Lage, ihre Körpertemperatur zu regeln.
Ohne eine wärmende Mutter würden sie an Untertemperatur sterben.
Auch können sie nicht selbständig Kot und Urin absetzen.
Die Mutter stimuliert dies durch Belecken.
Die Augen bleiben bis etwa zum zehnten Lebenstag geschlossen, volle Sehfähigkeit erreicht die Katze erst mit der zehnten Lebenswoche.
Gesäugt werden Katzenbabys etwa zwei Monate lang.
Die Milch ihrer Mutter enthält sehr viel Milchzucker und doppelt soviel Eiweiß wie Kuhmilch.
Produkte aus dem Tierhandel, die „Katzenmilch" heißen, bestehen aus Molkereierzeugnissen der Kuh und pflanzlichen Nebenerzeugnissen.

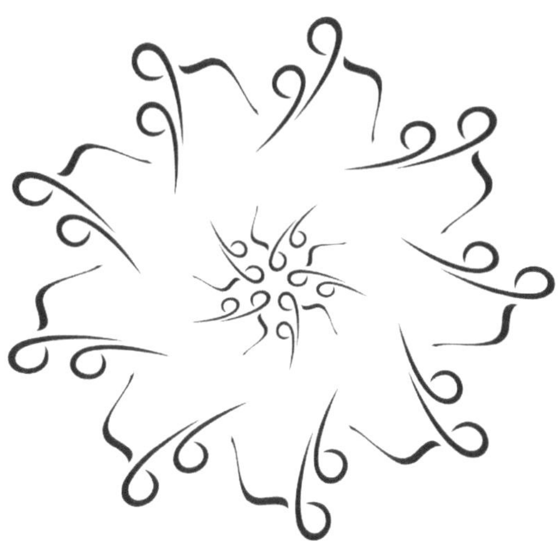

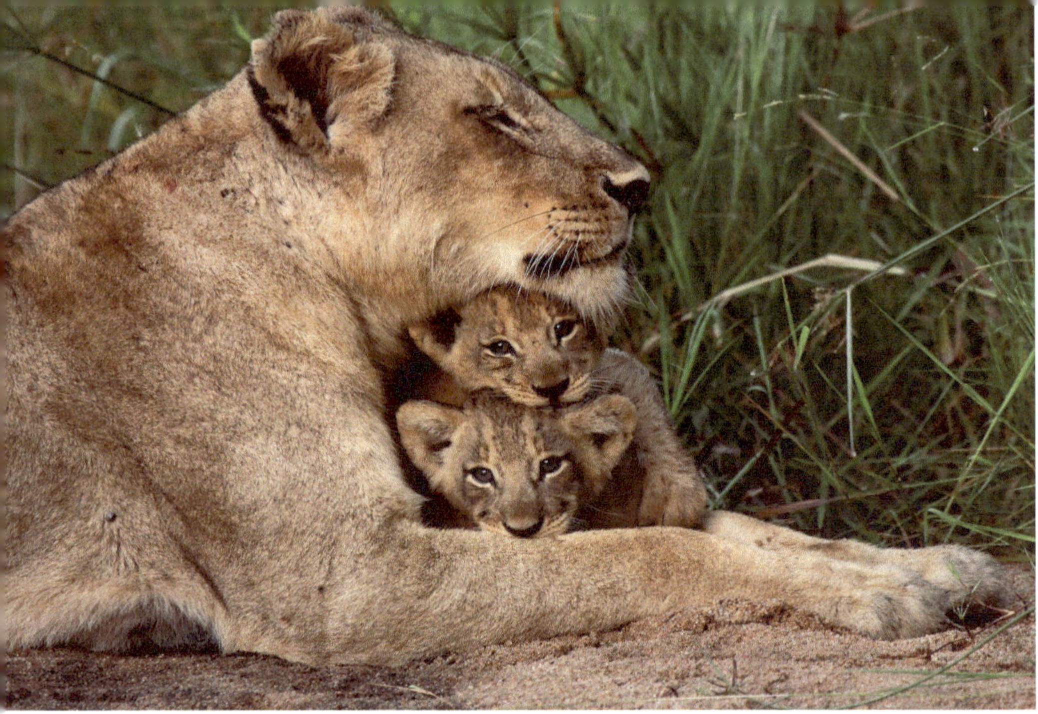

Lac leoninum - Löwenmilch

Aggression - Selbstvertrauen durch Selbstwert

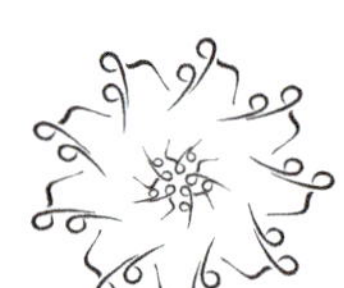

- Verletzte Ehre
- Würdeverlust
- Zornige Versuche, durch Aggressivität Würde zu erlangen
- Sehnsucht nach Selbstvertrauen
- Ist innerlich stark beleidigt und entehrt
- Intoleranz und Geringschätzung sind die Folge
- Der innere verletzte Kern wird wild beschützt
- Hass auf alle Starken (Chef/Job/Eltern/Partner)
- Sorgen um die Zukunft

Würde ist ein Ausdruck von Wert. Menschenwürde ist definiert als der Wert eines Menschenlebens an sich, ohne jede andere Zutat. Sie wird also nicht verliehen und hat nichts mit Prestige zu tun.
Es ist eine innewohnende Ehre des Lebens.
Würdeverlust hat dagegen durchaus mit Wertvorstellungen zu tun. Er entsteht aus sozialen und gesellschaftlichen Normen, denen man nicht gerecht wird.

Körperliche oder geistige Behinderungen führen zum Beispiel in leistungsorientierten Gesellschaften schnell zu einem Würdeverlust, obwohl die grundlegende Menschenwürde ja eigentlich anwesend ist.

Entwürdigende Handlungen schaden erstaunlicherweise eher der entwürdigten Person, die dadurch ihr gesellschaftliches Ansehen verliert. Nur sehr langsam dringt in die Gesellschaft ein Bewusstsein für die Perversion dieser Verhältnisse ein. Hier ist der Hinweis auf die menschen=frauenverachtenden Praktiken der Prostitution angebracht, die mittlerweile in Westeuropa nur noch in Deutschland straffrei für die kaufenden Männer ist.

Eine Demütigung definiert man als eine den Selbstwert, die Würde oder den Stolz angreifende Behandlung. Sie wirkt beschämend und verletzend. Sie ist mit Aggression, Provokation und Verachtung verbunden. Dem Opfer bringt solche Erfahrung sowohl emotionale wie hormonelle Reaktionen ein: mit Wut einhergehende Erinnerungen erhöhen tatsächlich den Prolaktinspiegel! Demütigung entsteht aber auch, wenn die Ehre verletzt wird.

Es ist ein gewaltiger Unterschied, ob man in seiner Würde oder seiner Ehre verletzt wird!

Der Verlust der Würde verursacht selten eine angemessene Gegenreaktion. Scham und Schande sind die typischen Folgen. Man versteckt sich lieber, als dass man sich wehrt.
Ehrverlust dagegen provoziert oft eine gewaltsame Gegenreaktion, auch unter Missachtung rechtsstaatlicher Regeln.

Beide Reaktionen sind mit einem Löwenmilch-Selbstvertrauen möglich.
Man könnte provokant formulieren: Würdeverlust ist ein eher weibliches, Ehrverlust ein eher männliches Phänomen.
Auch diese althergebrachten Phänomene verschieben sich langsam.

Ein negatives Lac leoninum-Selbstvertrauen ist durch irgendetwas tief verletzt oder beleidigt worden. Wann diese Verletzung stattfand, ist unter Umständen gar nicht mehr zu benennen. Es gibt kein Bewusstsein für Verletzungen, die man als kleines Kind erlitten hat. Wird man aber als Kleinkind geringschätzig behandelt, überträgt sich diese Haltung auf das spätere Erwachsenenleben - entweder gegenüber sich selbst oder gegenüber anderen Personen.
Es handelt sich hier auch nicht um ein isoliertes Ereignis, sondern eine Grundhaltung, mit der man behandelt wurde.

Ein positiv erlöstes Lac leoninum-Selbstvertrauen hat eine königliche Ruhe selbst im Sturm. Angriffe werden gelassen pariert und erreichen nicht den inneren Kern. Man muss auch nicht für seine Würde oder Ehre kämpfen, man hat seinen Selbstwert einfach tief in sich.

In der persönlichen Ebene:
Es fehlt dir beim Thema deiner Frage stark an Selbstvertrauen. Du bist bei diesem Thema tief verletzt oder entehrt worden - allerdings kann das bereits lange zurück liegen.
Wenn dir bewusst ist, welche Situationen diese Wunde verursacht haben, kannst du den Schmerz und die Wut laut aussprechen und gegebenenfalls Hilfe in der Öffentlichkeit suchen. (Zum Beispiel bei all den Initiativen, die jetzt Öffentlichkeit herstellen und Gerechtigkeit für missbräuchliches Verhalten fordern)
Wenn dir aber gar nicht bewusst ist, warum du bei diesem Thema kein Selbstvertrauen hast, liegt die Ursache, da es sich hier um die persönliche Ebene handelt, wohl in deiner Kindheit. Es gibt tausenderlei Möglichkeiten, ein Kind in seiner Würde zu verletzen. Häufig sind das noch nicht mal spektakuläre Ereignisse, sondern der „normale" Umgangston.

Solange du unbewusst alte Wunden beschützen musst, wirst du immer wieder „wie eine Löwin" kämpfen. Das passiert zum Beispiel durch geringschätzige Äußerungen über dein Gegenüber, durch Wutausbrüche und Gewaltanwendungen - leider auch gegen Schwächere - , durch intolerante Haltung gegen Andersdenkende oder einfach durch Ignorieren der Verhältnisse.
Auch die Aggression „nach innen" passt dazu. Autoimmun oder suchtkrank zu kämpfen bleibt vollständig unbewusst, aber nicht weniger zerstörerisch.
Klingt nicht freundlich, oder? Du merkst es aber frühestens, nachdem es passiert ist. Während der Situation ist die Verteidigung des inneren Kerns das Wichtigste überhaupt.

Ein negatives Lac leoninum-Selbstvertrauen ist also durchaus aktiv handelnd. Allerdings führt diese Art von Verteidigung nicht zu einem guten Ergebnis. Sie zementiert nur die unschönen Verhältnisse. Es ist besser, sich mit den inneren Wunden zu beschäftigen, als Zorn und Schmerz nach außen oder unbewusst in den eigenen Körper zu verteilen. Lasse dich von deiner eigenen inneren Führungskraft an die Hand nehmen und untersuche deine verletzten Gefühle. Sie haben alle, ALLE, eine Ursache in lange vergangenen Erlebnissen, die niemals aufgelöst wurden. Transformiere den Kummer in Kraft.

Dann besiegst du wie eine Königin/ein König die miesen Worte und Taten derer, die es nicht besser konnten.

In der Ahnenebene:
Durch Aggressivität seine Würde behalten - für dieses Thema von dir ist das die Schablone, nach der deine Ahnen gehandelt haben. Dadurch beschützt man den feinen inneren Kern vor der Grausamkeit der Welt. Das funktioniert seit Jahrtausenden. Welch eine Mühe es doch kostet, durch diesen Panzer hindurch zu dringen, ganze Kulturen bauen auf diesem Verhalten auf.
Den Prozess der Aufweichung könnte man durchaus als die Erlösung toxischer Männlichkeit bezeichnen.
Von deinen Ahnen werden dir also ganz spontan die üblichen und gesellschaftlich ja auch akzeptierten Verhaltensweisen suggeriert. Wehr dich, mach sie platt, kämpfe für dein Recht, nur wer oben ist kommt weiter, usw. usw..
Die Löwenmilch möchte dich darauf hinweisen, dass hinter diesem Verhalten ein verletzter Kern um Hilfe schreit. Finde die Würde und den Selbstwert, den deine Ahnen - in diesem Thema - nicht hatten. Lass nicht zu, dass diese starke Führungskraft weiter verletzt, auch nicht als Versorgungskraft. Schau mal hinter die Kulissen und mache dir klar, wie oft die Erziehung in früheren Zeiten den Selbstwert von Kindern systematisch gebrochen hat.
Du unterbrichst eine Kette von Verletzungen, wenn du den Löwenmilch-Selbstwert freilegen kannst.

Auf der Torwächter-Position:
Ohne Selbstvertrauen wirst du in deinem Thema nicht weit kommen.
Dazu gibt es einfach zu viel Konkurrenz. Es ist beinahe, als ob die Umgebung es riechen kann, dass dein Selbstvertrauen nicht groß genug ist. Es kommt niemand, der dich an die Hand nimmt und sagt: Mensch, du bist doch echt toll und kompetent, ich helf dir mal.
Jeder kämpft für sein eigenes Bestehen, und wer das Gegenteil behauptet, hat nur eine besonders subtile Art der Selbstbehauptung gefunden.
Selbstvertrauen hat mit Selbstwert zu tun und ist so eine Art seelisches Immunsystem. „Was mir nicht gut tut, wird rausgeworfen" - so spricht dieses seelische Immunsystem. Allerdings kann man das ohne Aggression und Angriffe tun, durch elegantes, konsequentes und freundliches Abwehren von Attacken.
Das ist also dein Torwächter in diesem Thema. Erreiche so viel Selbstwert, dass dein Selbstvertrauen ohne Aggression auskommt.
Natürlich ist es sinnvoll, den Gründen für dein mangelndes Selbstvertrauen auf

den Grund zu gehen. Das tust du aber wahrscheinlich sowieso gerade. Gründe dafür liegen sicher nicht nur in einem Löwenmilch-Problem, die können aus vielen Ecken kommen. Nimm aber den Löwenmilch-Selbstwert als Ziel und Aufgabe dieses Torwächters.

In der Seelenebene:
Mit welchen Wunden deines Selbstwerts bist du hier angekommen?
Mindestens beim Thema deiner Frage darfst du davon ausgehen, dass in deinem Unterbewusstsein Erinnerungen warten, die auf eine Revanche hoffen. Aber Hass zerfrisst die Seele! Möglicherweise ist dein jetziges Thema ein Heilungsversuch.
Alle Aspekte deines Themas, die dich ärgern, wütend machen, geringschätzige Worte benutzen lassen, sind Teil deiner seelischen Erinnerung. Du fühlst alte Wunden, die in der Gegenwart neu aufbrechen.
Man hört oft so kluge Sätze wie „Verzeihe dir deinen Weg". Das stimmt sogar, allerdings musst du mit einem Löwenmilch-Selbstvertrauen erstmal für den nötigen Selbstwert sorgen. Fühle die Wut, die Verzweiflung und Hilflosigkeit. Schreie die Rachegedanken in den Wald. Arbeite mit deiner Aggression, aber bitte nur im geschützten Rahmen. Die Gefühle werden sich verändern.
Mit dem nötigen Abstand wirst du loslassen können und auch verzeihen können - dir und den Anderen.

Lösungsweg:
Ehre deinen eigenen „inneren Vater" und du bist König deiner Gefühle.
Deine Führungskraft liegt hinter dem Kummer. Jetzt ist die Zeit zum Leben.

Zoologie:
Löwen gehören zur Familie der Katzen und in die Gattung der Eigentlichen Großkatzen.
Sie erreichen eine höhere Schulterhöhe als Tiger, aber eine geringere Körperlänge und gelten deshalb als die zweitgrößten Großkatzen: um die zwei Meter Länge und 200 Kilogramm Gewicht, die Weibchen sind immer etwas kleiner. Das Fell ist uni sandfarben, nur Jungtiere haben dunkle Flecken, die mit der Zeit verblassen. Selten findet man weiße Löwen, diese sind keine Albinos.

Erwachsene Männchen tragen eine „Löwenmähne".
Je länger und dunkler diese ist, desto besser ist der Gesundheitszustand des Löwen. Bei der Jagd würde diese Mähne stören, aber männliche Löwen mit

einem Rudel jagen selten. Die volle Mähne wird erst mit dem fünften Lebensjahr erreicht. Asiatische Löwen haben nur sehr spärliche Mähnen.
Bevorzugter Lebensraum ist eine offene Savanne, Trockenwälder und Halbwüsten. Niemals leben Löwen in feuchtem Urwald oder extremer Wüste.
Die Rudelgröße bewegt sich zwischen drei und zehn erwachsenen, miteinander verwandten Weibchen mit ihren Jungen. Dazu kommen einige erwachsene Männchen, von denen eines der Rudelführer ist. Nomadisierende Männchen gründen keine eigenen Rudel, sondern erobern eines durch Kampf.
Die Reviergrößen betragen viele hundert Quadratkilometer.

Nach einem Rudelführerwechsel vollzieht sich häufig ein Infantizid, die noch zu säugenden Jungen werden umgebracht. Anschließend sind die Weibchen schnell wieder paarungsbereit, der neue Chef kann seine Gene weitergeben. Ein Wechsel des Rudelführers ereignet sich alle zwei bis drei Jahre, Weibchen bleiben ihr Leben lang in ihrem Rudel.
Löwen werden mit zwei bis drei Jahren geschlechtsreif.
Die Kopulation (mit dem Rudelführer?) findet über Tage immer wieder alle fünfzehn Minuten statt. Sie dauert nur wenige Sekunden.

Die Tragzeit beträgt vier Monate, es werden ein bis vier Junge geboren. Die Löwin sucht sich ein Versteck, in dem sie die Jungen bis zu acht Wochen lang allein versorgt. Wenn sie allein zur Jagd gehen muss, sind die Kleinen in großer Gefahr. Nach einer Woche öffnen die kleinen Löwen ihre Augen, nach zwei Wochen beginnen sie zu laufen.
Nachdem die Löwin ihren Wurf ins Rudel gebracht hat, werden die Kleinen von allen Löwinnen gemeinsam beaufsichtigt und auch gesäugt.
Die Milchmenge, die von einer Löwin gegeben werden kann, hängt von der Menge der gefressenen Fleischportion ab, nicht von der Größe ihres Wurfs.
Mit acht Monaten werden kleine Löwen entwöhnt, die männlichen Nachkommen bleiben für etwa zweieinhalb Jahre im mütterlichen Rudel, die weiblichen meistens für immer.
Frei lebende Löwen haben eine Lebenserwartung von ungefähr achtzehn Jahren (viele sterben aber auch in Revierkämpfen), in Zoos auch wesentlich länger.
Von den Jungtieren erreichen nur etwa ein Viertel das Erwachsenenalter.

In der Türkei nennt man den Nationalschnaps Raki auch Löwenmilch = aslan sütü.

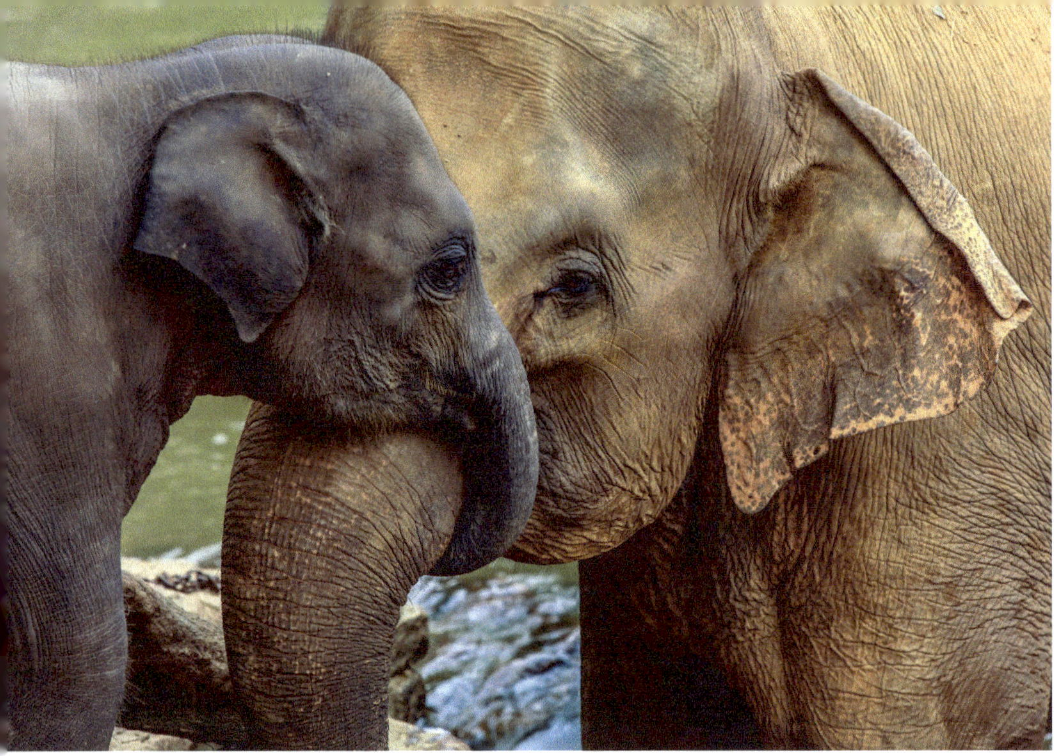

Lac loxodonta - Elefantenmilch

Sehnsucht - Selbstvertrauen durch Gemeinschaft

- Verlust weiblicher Urkraft
- Angst vor der eigenen Stärke
- Misstrauen gegen Andere
- Empfindet starkes Mitgefühl für alles Mögliche
- Wird von Gefühlen überschwemmt
- Fühlt sich unzulänglich, unwert, unschön
- Wunde Zähne, kann nicht ins Leben beißen
- Sehnsucht nach Heimat und Gemeinschaft

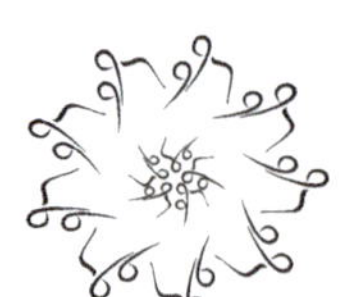

Es gibt zwei gegensätzliche Arten, mit der Welt umzugehen. Zwei Weltsichten, die nicht zusammen zu passen scheinen. Eine davon ist in den letzten Jahrtausenden von der anderen übertrumpft worden.

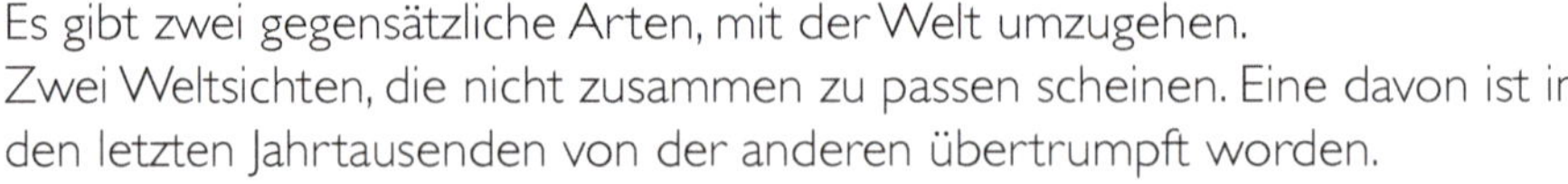

Die zur Zeit noch dominierende Weltsicht ist linear. Etwas entwickelt sich Schritt für Schritt immer höher, immer kompetenter und besser. Die Evolution

des Menschen wird zum Beispiel so dargestellt. Unsere jetzige Lebenssituation wird als Fortschritt empfunden, dem man natürlich immer noch mehr Fortschritt hinzufügen wird, durch „Wissenschaft".Vollkommen ausgeblendet wird dabei die Lebenssituation all der Menschen,Tiere, Pflanzen und Böden, die dabei ausgebeutet und benutzt werden. Immer noch begreifen viele nicht, dass uns das an den Rand des Abgrunds gebracht hat und noch lange nicht sicher ist, ob wir alle darin untergehen.
Zur Zeit gehen „nur" die Ausgebeuteten darin unter, massenhaft.
Trotzdem ist auch die lineare Weltsicht nicht nur destruktiv.
Globale Kommunikation, medizinisch-hygienische Errungenschaften und „westliche" Annehmlichkeiten (heiße Duschen!) sind wunderbar.
Wenn wir nur Rücksicht nähmen auf alle anderen Lebewesen.... .

Die andere Art der Weltsicht ist kreisförmig, rund. Die Wahrnehmung der Jahreszeiten und Lebenszyklen aller Lebewesen hat zur Erkenntnis geführt, dass erstens alles mit allem zusammenhängt und zweitens alles aufgeht-blüht-vergeht - und wiederkehrt.
Der Kreis ist das Symbol dieser Weltsicht (ist das Kreuz vielleicht das Symbol der linearen Weltsicht?). Mandalas und Kreistänze sind noch heute vorhandene Zeugnisse der Verbundenheit mit ihr. Es ist eine friedliche Art, mit dem Leben umzugehen. Was allerdings wenig passiert, ist Fortschritt. Die unglaublich langen Zeiträume der „kreisförmigen" Weltsicht haben zwar Zeugnisse hohen künstlerischen Ausdrucks hinterlassen (Höhlenmalereien, Figuren), die Welt und Umwelt aber kaum verändert.

Und was ist nun besser?

Nun, natürlich die Synthese beider Weltsichten, durch Eintritt in höhere Dimensionen, die beide in sich vereinen. Klingt doch ganz einfach, oder?
Wir arbeiten alle daran, bewusst oder unbewusst.

Die Elefantenmilch ist Ausdruck des kreisförmigen Weltkonzepts. Friedlich, gruppenorientiert, dauerhaft. Im positiv erlösten Zustand hält man mit einem Elefantenmilch-Selbstvertrauen Kontakt zu allen Mitgliedern der „Familie", auch den bereits Verstorbenen. Jeder hat einen guten Platz. Frieden und Dauerhaftigkeit sind wichtige Werte.

Ein negatives Lac loxodonta-Selbstvertrauen zerbricht am Mangel an Weichheit, Wärme und Zugehörigkeit. Gleichzeitig nimmt man diesen Mangel auch überall um sich herum überdeutlich wahr. Konkurrenz und Aggression kränken

zutiefst und zerstören das Selbstbewusstsein.
Übrig bleibt ein kraftloses Jammern, mit dem niemandem geholfen werden kann. Zielstrebiger Erfolg von Anderen führt zu tiefen Selbstzweifeln. Es fehlt an allem, was ein gesundes Selbstvertrauen ausmacht. Welch ein Jammer!
Die Zielstrebigen dieser Welt machen sich solches Verhalten übrigens gleich zu Nutze: durch vermeintlich helfende Konzepte/Produkte/Lösungen wird guter Profit aus der Not geschlagen.

Ein typischer Ausdruck negativen Lac loxodonta-Selbstbewusstseins ist das krampfhafte Festhalten an den „Familien"mitgliedern. In diesem Zusammenhang muss man Familie als Ausdruck der Zusammengehörigkeit verstehen, nicht nur als genetisches Band. Familie kann auch spirituell oder geistig sein. Familie scheint die einzig sichere Verbindung zu den ersehnten Werten zu sein: Dauerhaftigkeit, Verlässlichkeit, Zugehörigkeit, Sicherheit, Fraglosigkeit.
Der „sichere" Schoß.
Jeder, der eine Familie hat, weiß aber auch, dass die Realität ganz anders ist. Familie kann manchmal ziemlich zerstörerisch sein. Sie ist jedenfalls nicht der Hort der Seligkeit. Das gilt genauso für die bereits verstorbenen Familienmitglieder. Nur, weil jemand tot ist, wird er/sie nicht gleich zum besseren Menschen.

Durch die Überhöhung der Familienbande drückt man sich mit einem negativen Elefantenmilch-Selbstvertrauen um die harte Realität. Die wird davon leider nicht weicher. Es hilft nur das Aufwachen. Niemand - auch nicht die geliebte Familie - kann einem den Bestehenskampf in dieser Welt sabnehmen. Oder wie der Lieblingsspruch der Autorin heißt: „Es kann keiner für einen Anderen ein Stück Brot essen."

In der persönlichen Ebene:
Mit einem Elefantenmilch-Selbstvertrauen steht es wahrscheinlich nicht gut um deine Durchsetzungskraft bei deiner Frage. Du nimmst viel Rücksicht auf die Befindlichkeiten der anderen Beteiligten. Es ist dir wichtig, dass es allen gut geht!
Aber wie geht es deinem Anliegen - und dir? Schließlich gibt es ja gute Gründe für dein persönliches Anliegen. Erlaubst du dir, dass es gelingt, auch wenn nicht alle am Erfolg teilhaben können?
Es scheint fast so, dass dir Harmonie und Gemeinschaft wichtiger sind als dein Erfolg. Du willst mit aller Kraft durchsetzen, dass es allen Beteiligten gut geht. Darunter leidet die Lösung deiner Frage. Nur du kannst entscheiden, was

wichtiger ist... .
Ein Erfolg ohne „deine Familie" (alle Beteiligten deines Themas) würde dich unwert und häßlich vor dir selbst erscheinen lassen. Diese Gefühle willst du mit Sicherheit nicht fühlen, also entscheidest du dich höchstwahrscheinlich nicht für deinen Erfolg. Und so verlierst du den nötigen Biss, um dich gegen Widerstände durchzusetzen.
Man kann noch nicht mal behaupten, dass du etwas Falsches tust.
Es ist anrührend und ehrenhaft. Aber irgendwie auch nutzlos. Denn dein Erfolg würde eigentlich nicht verhindern, dass du deiner „Familie" eine Ehre gibst. Sie wären bestimmt stolz auf dich und alle lebenden Mitglieder könnten vielleicht sogar davon profitieren.
Mit diesem negativen Elefantenmilch-Selbstvertrauen klebst du aber an vergangenen Verhältnissen und Bindungen. Diese sollen nicht vorbei sein, sie sollen jetzt und hier endlich wieder so sein, wie sie einmal waren, um jeden Preis! Merkst du, wie sich das im Kreis dreht? Leider im negativen Sinn.
Öffne die Augen für die Gegenwart. Verabschiede die Vergangenheit und höre auf damit, sie zu verklären. Es war nicht alles schön. Ertrage die gebrochene Gegenwart, in der man immer wieder gezwungen wird, um seine Existenz zu kämpfen. Aber wenn du wirklich aufwachst, wirst du nicht allein kämpfen müssen.

In der Ahnenebene:
Sei vorsichtig! Die Anderen wollen dir nichts Gutes! Nur in der Familie bist du sicher. Mach es so wie wir es schon immer gemacht haben.
Entweder lautet die Botschaft deines Ahnenfelds so. Oder aber ein einzelnes Mitglied hat sich früher gegen die „Herde" entschieden und wurde aus der Gemeinschaft ausgeschlossen. Für dieses Mitglied möchtest du gerade einstehen. Womit du erstmal recht hast, es gehören immer alle dazu. Aber: so geht das nicht! Du hilfst keinem Verstorbenen zu seiner Ehre, indem du sein Schicksal nachlebst. Du verlierst nur auch deinen guten Platz. Das ist dir egal? Schade. Es wird auf diese Art nämlich keinem Beteiligten wirklich geholfen.
Betrachte dein Ahnenfeld als einen Pool von Bausteinen, die dir zur Verfügung stehen. Du musst nicht die gleichen Bauanleitungen ausführen. Du kannst neu bauen! Indem du ohne überschwemmende Emotionen ALLE Familienmitglieder betrachtest und ihnen einen Platz in deinem Herzen gibst, stehen dir alle Bausteine zur Verfügung. Nicht vorzugsweise die einen und lieber nicht die anderen. Sortiere neu. Und fühle dich nicht länger verantwortlich für die Ehre einzelner Mitglieder. Indem du alle gleich wert hältst, sind sie es auch.
Und dann kannst du auch von allen Seiten deiner Ahnen unterstützt werden.

Auf der Torwächter-Position:
Du hast bei diesem Thema so viel Kraft! Ist dir das bewusst? Schreckst du davor zurück? Leider verwendest du einen zu großen Teil deiner Kraft dafür, es Anderen gut gehen zu lassen. Altruistisch nennt man das dann.
Prüfe bitte genau, ob es angemessen ist.
Die Elefantenmilch als Torwächter bedeutet nämlich, dass du diesen Altruismus benutzt, um den Schmerz über den Verlust der tiefen Seelengemeinschaft zu übertünchen. Du stellst quasi künstlich eine Gemeinschaft her, die es ohne dein Handeln gar nicht gäbe. Kann das gesund sein?
Schnell taucht in dir das Gefühl auf, es anders nicht wert zu sein. Sei dir versichert: wer so handelt, ist es hundertmal wert, Erfolg zu haben. Aber Erfolg misst sich nicht an altruistischem Handeln, eher im Gegenteil. Solange wir noch in der Ellbogengesellschaft leben, hat solches Handeln nur symbolischen Erfolg.
Der Torwächter will also von dir, dass du aufhörst, dir etwas vorzumachen. Zum Beispiel, dass durch dein freundliches Handeln alle auch zu dir freundlich sind (sind sie nicht!). Oder dass durch die Herstellung von Gemeinschaft die alte Sehnsucht geheilt wird (wird sie nicht).
Es ist verständlich, an Teilen dieser Welt zu leiden. Das ändert nur nichts. Auch die Vergangenheit heilt dadurch nicht - ein Teil von dir möchte aber spontan genau das tun: die Vergangenheit heilen.

Lasse die Urkraft der Gemeinschaft in dir wieder wach werden, ohne über die Vergangenheit zu trauern. Werde selbstbewusst in deiner Andersartigkeit. Aber lass dich nicht ausnutzen, weil die Schmerzen über den Verlust der alten Verbundenheiten immer noch auftauchen. Grenze dich ab gegen die Ausbeutung deiner Kernkraft: Herzensverbundenheit.
Und mit einer erlösten Herzensverbundenheit wird dein Thema die nötige Kraft bekommen.

In der Seelenebene:
Diese Frage von dir knüpft an ganz alte Schmerzen an. Verlust der wirklich wichtigen Kräfte, Verlust der wirklich wichtigen Personen, Verlust des Vertrauens in das Leben. Obwohl du heute hundertprozentig so handelst, als ob nie etwas gewesen ist. Als ob alles noch vorhanden ist und du die Welt und dich nur daran erinnern musst.
Das wird nicht klappen.
Wir haben nun einmal wichtige Ressourcen verloren. Die heiligen Haine, die Rituale der Kraft, den Kontakt zu den feinen Sphären dieser Erde.

Wir imitieren das alles gerne, aber wenn wir ehrlich sind, ist es wirklich verloren gegangen. Dieser steinige Weg des Aufstiegs zu Bewusstseinsklarheit und Versöhnung der Gegensätze hatte seinen Preis. Noch ist nicht klar, ob und wie es enden wird. Aber Wege werden gegangen, weil sie vor einem liegen. Man kann sie nicht überspringen.
Dein Thema hat Bezug zu solchen großen Zusammenhängen. Vertraue dem Weg der Menschheit.
Das Schicksal von Jahrtausenden wird nicht von deinem Handeln entschieden (wenn auch beeinflusst), sondern von Zusammenhängen, die wir nicht ohne Weiteres begreifen können.
Bringe deine Fähigkeiten in die Neue Zeit ein. Baue dein Thema auf der Kraft der gesamten Vergangenheit auf, denn sie schwingt in unseren Zellen. Aber lasse sie auch los und trauere ihr nicht nach. Die Zukunft ist viel wichtiger.

Lösungsweg:
Du hältst einem ausgeschlossenen Mitglied deiner Seelenfamilie oder deines Ahnenfelds die Treue. Es besteht eine Identifizierung. Nimm Platz in deinem Körper und lasse die andere Seele in Frieden ziehen.

Zoologie:
Der Afrikanische Elefant gehört zur Familie der Elefanten und bildet mit dem Waldelefanten gemeinsam die Gattung Afrikanischer Elefant.
Vom Asiatischen Elefant unterscheidet sich der Afrikanische unter anderem durch größere Ohren und eine Rüsselspitze mit zwei Rüsselfingern, außerdem haben immer beide Geschlechter Stoßzähne.
Der Name loxodonta bedeutet griechisch loxos = schräg und odoús = Zahn, wobei damit die rautenförmigen Schmelzfalten der Backenzähne gemeint sind. Loxodonta ist das größte landlebende Säugetier. Es wird eine Höhe von dreieinhalb Metern erreicht und Gewichte von über sechs Tonnen. Männchen sind deutlich größer als Weibchen.
Ihr natürliches Habitat ist ganz Afrika südlich der Sahara. Geschlossene Wälder, offene Savanne, Feuchtgebiete oder Sümpfe - die Verfügbarkeit von Nahrung bestimmt das Wanderungsverhalten. Gras, Blätter und Früchte ernähren diese Riesen. Sie sind Vegetarier.
Den größten Teil des Tages verbringen sie mit Fressen.
Bei Bedarf können sie recht schnell rennen, bis etwa 20 km/h. Auch sind sie gute Schwimmer, der Rüssel dient als Schnorchel. Es können große Distanzen über offenes Wasser zurückgelegt werden.

Die sehr empfindliche Haut schützen sie mit Schlamm vor Sonnenbrand.

Alle Elefanten sind Familientiere. Die Sozialverbände werden von einer Leitkuh angeführt, die diese Position häufig an ihre älteste Tochter weitergibt. Mehrere Herden bilden gemeinsame Clane, die sich regelmäßig treffen.
Die Bullen bilden eigene Junggesellenverbände.
Es existiert eine vielfältige Kommunikation: Die trötenden Warnrufe sind auch für Menschen hörbar, die eigentliche Lautgebung findet aber im niederfrequenten Infraschallbereich statt. Dieser liegt unterhalb der menschlichen Hörschwelle von 16 Hz.
Auch Gesten und Körperhaltungen dienen der Verständigung.
Elefanten haben ein Ich-Bewusstsein (Spiegeltest).
Sie können zählen und addieren. Sie erkennen die Knochen und Stoßzähne von toten Artgenossen und suchen diese auch auf. Sie spenden einander Trost, sie schmusen, sie erinnern sich.

Die Fortpflanzung ist nicht an Jahreszeiten gebunden. Kühe werden in einem eigenen Rhythmus etwa viermal im Jahr brünstig. Bullen kommen in „Musth" (von persisch mast = im Rausch), was ein wochenlang anhaltender Testosteronrausch ist. Mit dieser stark erhöhten Aggressivität durchbrechen sie auch Rangordnungen. Der s-förmig gewundene Penis kann nur bei einer stillhaltenden Kuh eingeführt werden.
Nach einer Tragzeit von zweiundzwanzig Monaten bringt die Elefantenkuh meist nur ein Junges zur Welt. Die Geburt findet im Familienverband statt.
Alle kümmern sich um die Jungtiere, aber die Mutter säugt stets nur ihr eigenes Kind. Elefantenmilch gilt als die fettreichste Milch aller Säugetiere.
Die Brustdrüsen liegen im Brustbereich.
Zwischen zwei Geburten vergehen drei bis neun Jahre.

Mit neun Jahren verlassen die Jungbullen die mütterliche Herde und schließen sich einem Junggesellenverband an.
Die Pubertät geschieht etwa im 14. Lebensjahr.
Die vermutete Lebenserwartung frei lebender Elefanten liegt bei 60 Jahren.

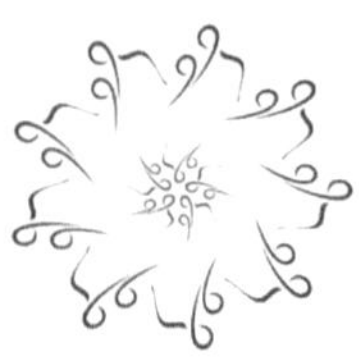

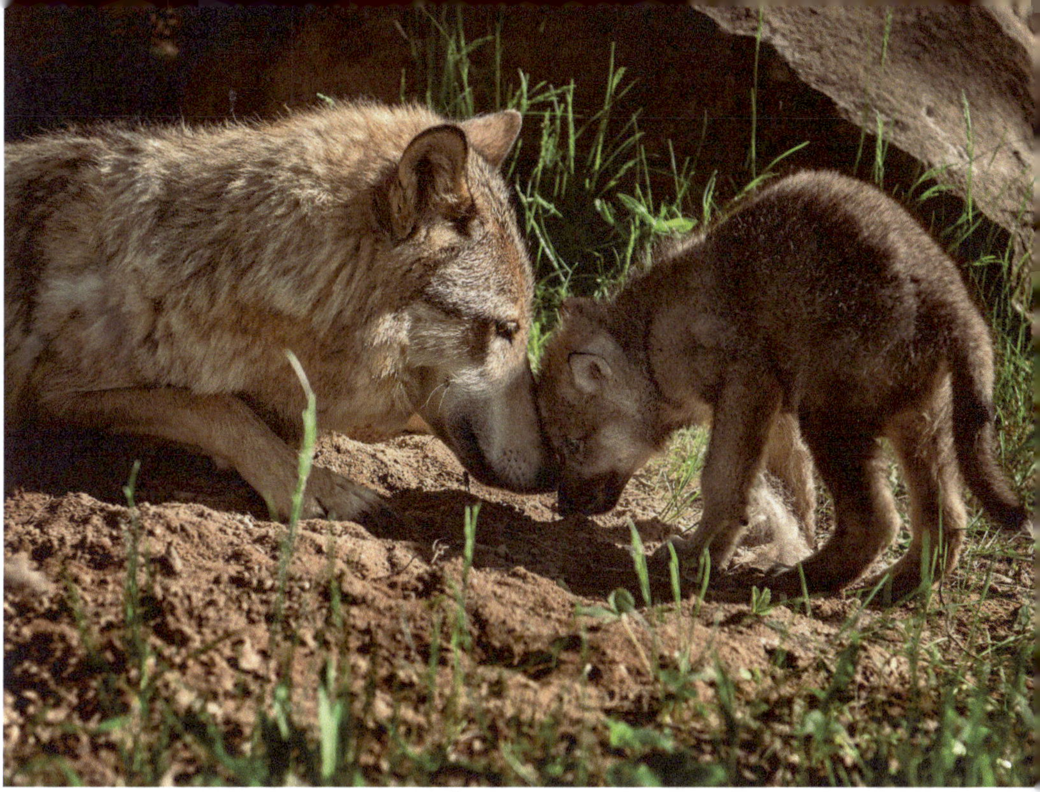

Lac lupinum - Wolfsmilch

Anspannung - Selbstvertrauen durch Gelassenheit

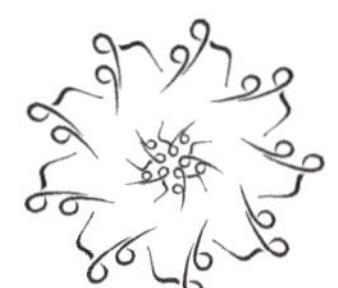

- Fühlt sich gejagt und schwach
- Getrieben vom Dilemma von Freiheit und Pflicht
- Ständige Furcht um die eigene Position
- Wird schnell zum Außenseiter und gemobbt
- Suche nach Rückhalt in Familie/Gruppen
- Gleichzeitig Abneigung gegen Gesellschaft und Familie
- Das Rückgrat wird immer steifer
- Verlust der Stimme und des Schlafes

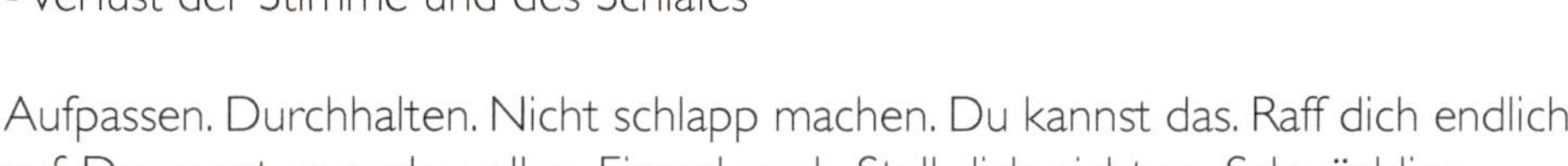

Aufpassen. Durchhalten. Nicht schlapp machen. Du kannst das. Raff dich endlich auf. Du musst es auch wollen. Einmal noch. Stell dich nicht an. Schwächling. Es muss sein.

Wie lebt es sich in einer permanenten Überforderung?
Wenn Durchhalten und schaffen müssen der einzige Lebensinhalt geworden sind und Entspannung ein Fremdwort bleibt?

Die körperlichen Regulationssysteme für Anspannung und Entspannung heißen Sympathikus und Parasympathikus, beide bilden das Autonome Nervensystem. Autonom bedeutet, dass man mit dem Willen keinen Zugang zu ihren Funktionen hat. Sie werden nach eigenen Gesetzmäßigkeiten ausgeführt. Die wichtigste Funktion des Sympathikus ist die Aktivierung des Kampf- und Fluchtmodus. In Sekundenbruchteilen werden alle körperlich nötigen Ressourcen bereitgestellt, um sich aus lebensbedrohlichen Situationen zu retten.
Die wichtigste Funktion des Parasympathikus ist die Aktivierung der Regeneration. Einmal aktiviert, kann man sich der Schläfrigkeit nicht mehr entziehen. Jetzt werden die ausgebeuteten Ressourcen wieder aufgefüllt.

Ein fein ausgeklügeltes System für die Bewältigung der Lebensanforderungen!

Aber was passiert, wenn der Stress nicht aufhört? Wenn der Kampf- und Fluchtmodus permanent gebraucht wird? Die Ressourcen werden geräubert, man lebt auf Sparflamme, Krankheiten haben leichtes Spiel und Lebensfreude wird zum Fremdwort.
Im Extremfall befindet sich der Sympathikus in so starker Überlastung, dass er quasi verkrampft und im Dauerzustand so lange arbeitet, bis er zusammenbricht - medizinisch als „Sympathikotone Übererregung" bezeichnet. Anschließend fällt man ins Gegenteil, der Parasympathikus fährt alles in eine Art Dauererschöpfung, aus der kein Entkommen möglich zu sein scheint.
Je nach Konstitution wird dieses Spiel länger oder kürzer gespielt, bis die Batterien endgültig aufgebraucht sind. Dass sich in diesem Zustand eine zusätzliche Erkrankung einstellt, ist eigentlich logisch.
Herz-Kreislauferkrankungen sind in Industrieländern die häufigste Todesart.

Warum entzieht man sich diesem Teufelskreis nicht rechtzeitig?
Vielleicht weil man keine andere Möglichkeit findet, den Lebensunterhalt zu bestreiten. Immer mehr prekäre Arbeitsverhältnisse zwingen die Menschen in diese Spirale. Aber auch Gier und Ehrgeiz eignen sich dazu, sich selbst zu überfordern. Immer noch ist es schick, sich von Motivationstrainern die Hölle heiß machen zu lassen. Man nennt es dann Karriere.

Aber auch Menschen in gesicherten Lebensumständen geraten in eine Überlastungsspirale. Auch Menschen, die nicht hinter ihrer Karriere herjagen, finden

den Weg in die Entspannung nicht mehr.
Ähnlich wie die Wölfe, die in Gefangenschaft gehalten werden (auch wenn das Gehege noch so groß ist), werden die Menschen gezwungen, in unnatürlichen Lebensumständen zu leben.
Wir nennen es zwar Zivilisation, es ist aber trotzdem eine Entfremdung von gesunden Sozialstrukturen. Menschen in naturnah lebenden Stammesgesellschaften kennen keine „Sympathikotone Übererregung".

Der wichtigste Faktor für permanente Anspannung wird aber in der frühen Kindheit gelegt. Säuglinge empfinden Todesangst, wenn sie allein und ohne schützende Hülle schreiend in irgendeinem Bett herumliegen.
Wenn ihr Brüllen nicht beantwortet wird, läuft der Sympathikus heiß. Wenn in den folgenden Jahren weiter Stress vom Kind empfunden wird - wie auch immer der aussehen mag - ist die Spirale der Überlastung des Sympathikus schon betreten worden. Alle Nöte des Kindes legen die Bahnen für das, was als normal empfunden wird. Wenn Stress also normal ist, wird man sich als Erwachsener nicht gut dagegen wehren können.

Mit einem negativen Wolfsmilch-Selbstvertrauen ist man davon überzeugt, ständig mehr leisten zu müssen, als man kann. Es ist überlebenswichtig, seinen Platz zu behaupten und wenn möglich zu verbessern. Gerne würde man sich im vertrauten Familienkreis fallen lassen, aber die zusätzlichen sozialen Interaktionen sind zu anstrengend. Auch der eigene Körper wird zum Feind, weil er anfängt, schlapp zu machen.

Ein positiv erlöstes Wolfsmilch-Selbstvertrauen kann loslassen. Es kann sich eine Pause erlauben. Andere Menschen werden als Bereicherung und nicht als Anstrengung erlebt. Mit diesem Selbstvertrauen ist auch die Fähigkeit vorhanden, destruktive Verhältnisse zu beenden.

In der persönlichen Ebene:
Das Thema deiner Frage ist für dich sehr anstrengend. Du gibst zwar dein Bestes, bist aber eigentlich überfordert. Nicht unbedingt vom Inhalt des Themas oder der Aufgabe darin, aber von der Summe der Belastungen, die außerdem noch vorhanden sind. Insgesamt ist es dann einfach zu viel.
Begleitet dich das Gefühl der Überforderung schon länger? Dann überlege bitte einmal, wann das angefangen hat. Gut möglich, dass du bereits als kleines Kind überanstrengt warst. Man hat oft so ein verklärtes Bild von Kindheit. Aber mal ehrlich, wie oft wünschen sich Kinder, möglichst schnell erwachsen

zu werden oder von zu Hause weglaufen zu wollen. Der Stress des Alltags und vielleicht der inkompetenten und lieblosen Behandlung durch die Familie kann für ein Kind unerträglich anstrengend sein.
Untersuche also, wie weit so etwas für dich zutrifft.

Es geht bei der Wolfsmilch weniger um deine Kompetenz bei diesem Thema, als um deine Fähigkeit, dem Druck der Umgebung standhalten zu können. Dein Selbstvertrauen leidet daran, zu wissen, dass du eigentlich am Liebsten alles aufgeben würdest und dich - symbolisch gesehen - in dein Bett verkriechen möchtest. Schlafen fällt dir nämlich auch immer schwerer. Die freien Zeiten, die „Freizeit", reicht schon lange nicht mehr aus, um wirklich zur Ruhe zu kommen.

Überlege die Konsequenzen deines Ausstiegs aus der Thematik. Ginge das? Einfach nicht mehr mitmachen?
An irgendeinem Punkt musst du damit beginnen. Sonst macht es dich irgendwann krank vor Erschöpfung. Suche also eine kluge Fährte aus dem Dickicht der Überforderungen. Frage um Hilfe. Bilde dir nicht mehr länger ein, dass die gute Erledigung deiner Aufgaben diese Probleme irgendwie lösen wird. So läuft das nicht. Du brauchst einen Ausstieg aus der Spirale der Überforderung.

In der Ahnenebene:
Für diese Frage gibt es aus deiner Ahnenwelt nur eine Antwort: Streng dich an! Kämpfe um den Sieg, sonst bist du bald ein Niemand.
Mit dem Versuch, stets die beste Position einzunehmen, hat man sich auch früher nicht unbedingt Freunde gemacht. Streber oder Intriganten werden nicht gemocht. Aber es war in den Augen deiner Ahnen ein notwendiges Verhalten, um die Familie abzusichern. Persönliche Freiheit wurde dem Streben nach Erfolg untergeordnet. Der Preis war auch damals schon die Gesundheit. Ein steifer Rücken als Ausdruck einer steifen Lebenshaltung, um die gesetzten Ziele erreichen zu können - ein mögliches Symptom.
Die Familie wird - bei diesem Thema von dir - über die Maßen wichtig genommen. Aber es ist irgendwie mehr eine Idee von Familie, die Realität war wahrscheinlich gar nicht so ideal. Es bleibt ein zwiegespaltenes Gefühl übrig, wenn es hier um Familie geht.
Bemühe dich in der Gegenwart, den Druck aus diesen weitergereichten Botschaften zu nehmen. Wieviel „Sieg" brauchst du persönlich in deiner Angelegenheit? Wieviel Familie tut dir persönlich gut? Finde vor allem eine gesunde Balance zwischen Anstrengung und Faulheit.

Denn wahrscheinlich willst du auch ein bißchen Spaß am Leben haben, oder? Werde unabhängig vom Erfolg deines Themas.

Auf der Torwächter-Position:

Der Torwächter deines Themas ist die Erschöpfung. Du kämpfst wie getrieben - wovon aber? Gibt es die Angst, dass du nie wieder mit der Arbeit an deinem Thema anfängst, wenn du jemals eine lange Pause machst?
Ein anderer Aspekt des Problems ist das Gefühl, nicht wirklich aufgefangen zu werden, wenn du schlapp machst. Da scheint niemand zu sein, auf den du dich verlassen möchtest. Obwohl du wirklich danach suchst, bleibst du eher ein Außenseiter. Fröhliches Entspannen schaffst du gar nicht mehr, wenn es um dieses Thema geht. Das bedrückt dich wirklich. Du kannst es auch nicht angemessen in Worte fassen. Also machst du einfach weiter, in der Hoffnung, dass die Lösung am Ende des Wegs zu finden ist.
Wirst du das Ende des Wegs erreichen, wenn du so weitermachst wie bisher? Die Wolfsmilch spricht davon, dass du dringend aufhören sollst zu kämpfen. Kämpfe nicht um eine gute Position in der Gruppe/Familie. Schau einfach mal, was passiert, wenn du passiv bleibst. Wirkliche Freunde zeigen sich dadurch, dass sie dir nachgehen und sich um dich kümmern. Tun sie das nicht, solltest du auch nicht so viel Energie investieren.
Du brauchst Stärke, die aus Gelassenheit entsteht - nicht Stärke aus Anspannung. Gelassene Stärke bleibt biegsam und frei.
Dein Widerstand - gegen den Misserfolg, die Außenseiterposition, das Abschlaffen oder was auch sonst immer - dieser Widerstand macht dich steif. Du kannst das Leben nicht zwingen. Folge den Fährten, die sich von selbst auftun und zerbrich dir nicht länger im Unterholz des Lebens die Energie.

In der Seelenebene:

Wenn es um dein jetziges Thema geht, scheint die alte Anspannung immer noch zu vibrieren. So viel Bemühung! Und was hat es gebracht? Wenn du dir die ewigen Kreisläufe bewusst machst, merkst du, dass immer irgend jemand das Sagen hat und dann auch wieder in der Versenkung verschwindet.
Was bringt es also, „ganz oben" zu sein?

Jedenfalls ist es eine wichtige Erfahrung gewesen, das „Oben sein" genauso wie der vielleicht vergebliche Kampf um diese Position.
Kreativität und Lebenslust vertragen sich nicht mit dem Kampf um die Macht. Die Frustration über die Vergeblichkeit dieser Bemühungen lebt in dir auf,

wenn es um dein Thema geht.
Werde gelassen in deinen Bemühungen. Integriere diese alten Seelenreflexe klug in dein heutiges Handeln. Wiederhole nicht das Jagen nach Erfolg.
Finde das Rudel, in das du wirklich hineinpasst. Frei nach Pippi Langstrumpf: Ich mach mir die Welt, wie sie mir gefällt.

Lösungsweg:
Nutze deine Fähigkeit, um den Kampf einfach in dir zu beenden.
Du bist Individualist und besitzt gleichzeitig Teamgeist.
Du hast die Freiheit, deine Welt zu wählen - lauf los, Jäger.

Zoologie:
Wölfe gehören zur Familie der Hunde und der Gattung der Wolfs- und Schakalartigen.
Im Vergleich zum Hund ist der Körperbau eines Wolfs höher und schmäler, Schädel, Schnauze und Beine sind länger, die Ohren stets aufgerichtet und innen dicht behaart, die Augen schräg angesetzt.
Alle Wölfe haben eine Violdrüse auf der Schwanzoberseite (dient der Kommunikation durch typischen Duft), Hunde nur manchmal.
Trittspuren wandernder Wölfe laufen über hunderte von Metern geradlinig geradeaus, während Hunde stets umherlaufen. Der Wolf setzt seine Hinterpfoten auch genau in den Tritt der Vorderpfoten, „schnüren" genannt. Läuft ein Rudel, setzen die nachfolgenden Tiere ihre Pfoten in die Trittsiegel des ersten Wolfes, sodass der Anschein eines einzelnen Tieres auf dem Weg entsteht.

Wölfe waren vor der territorialen Herrschaft des Menschen das am weitesten verbreitete Langsäugetier der Erde. Sie bewohnen natürlicherweise viele Habitate, nicht nur den Wald. Es gibt ein ausgeprägtes Sozialverhalten im Rudel. Einzeln auftretende Wölfe werden versuchen, ein eigenes Rudel zu gründen. Die Jungwölfe verlassen das elterliche Rudel mit rund drei Jahren. Ältere Geschwister helfen bei der Aufzucht jüngerer Geschwister, jeder kümmert sich um jeden, selbst alte Tiere werden mit Nahrung versorgt. Geschichten von strengsten Rangordnungen mit sogenannten Alpha-Tieren entstammen Beobachtungen von Rudeln in Gefangenschaft. Diese wurden willkürlich aus Tieren verschiedener Herkunft zusammengesetzt.
Dadurch entstand großer Stress für die Tiere.
Die Milch für homöopathische Lac lupi-Präparate wurde selbstverständlich von einer solchen „gefangenen" Wölfin genommen.

Mit zwei Jahren werden Wölfe geschlechtsreif. Die Paarungszeit fällt in den Spätwinter. Nach neun Wochen Tragzeit bringt die Wölfin vier bis sechs Welpen zur Welt. Vorher hat das gesamte Rudel eine Erdhöhle mit mehreren Ausgängen gegraben. Die Wölfin zieht sich hier bereits vier Wochen vor ihrer Niederkunft zurück und wird von den übrigen Wölfen mit Nahrung versorgt. Die Welpen öffnen nach zwei Wochen ihre Augen und können dann auch laufen und kauen. Nach drei Wochen verlassen sie den Bau. Zusätzlich zur Muttermilch werden sie mit hochgewürgter Nahrung von allen anderen Wölfen mitversorgt. Gesäugt werden sie bis zu neun Wochen lang. Bringt die Wölfin mehr Welpen zur Welt, als sie ernähren könnte, steigt bei den anderen Wölfinnen des Rudels der Prolaktinspiegel an und sie können beim Säugen mithelfen.

In der Volksüberlieferung gibt es Geschichten von Frauen, welche Wolfswelpen gesäugt haben und Geschichten von Menschenbabys, die von Wölfen gesäugt wurden (z. B. Romulus und Remus, die Stadtgründer Roms).

Die Lebenserwartung frei lebender Wölfe beträgt rund dreizehn Jahre, in Gefangenschaft auch länger.
Neben vielen Krankheiten ist hierzulande der Verkehrsunfall die häufigste Todesursache. Wölfe sind übrigens nicht aggressiver oder gefährlicher als Hunde. Wildschweine sind für Menschen gefährlicher.

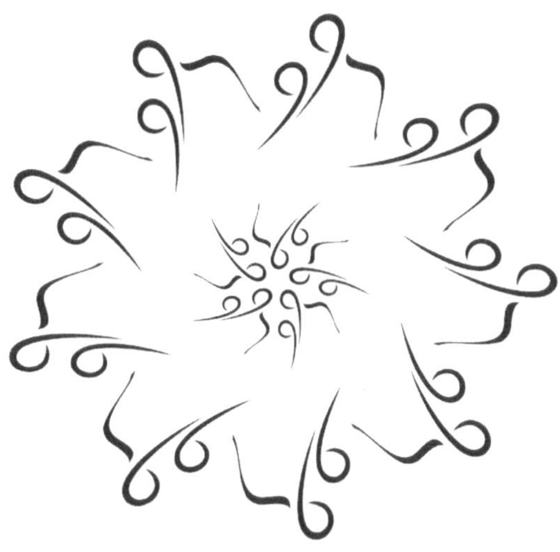

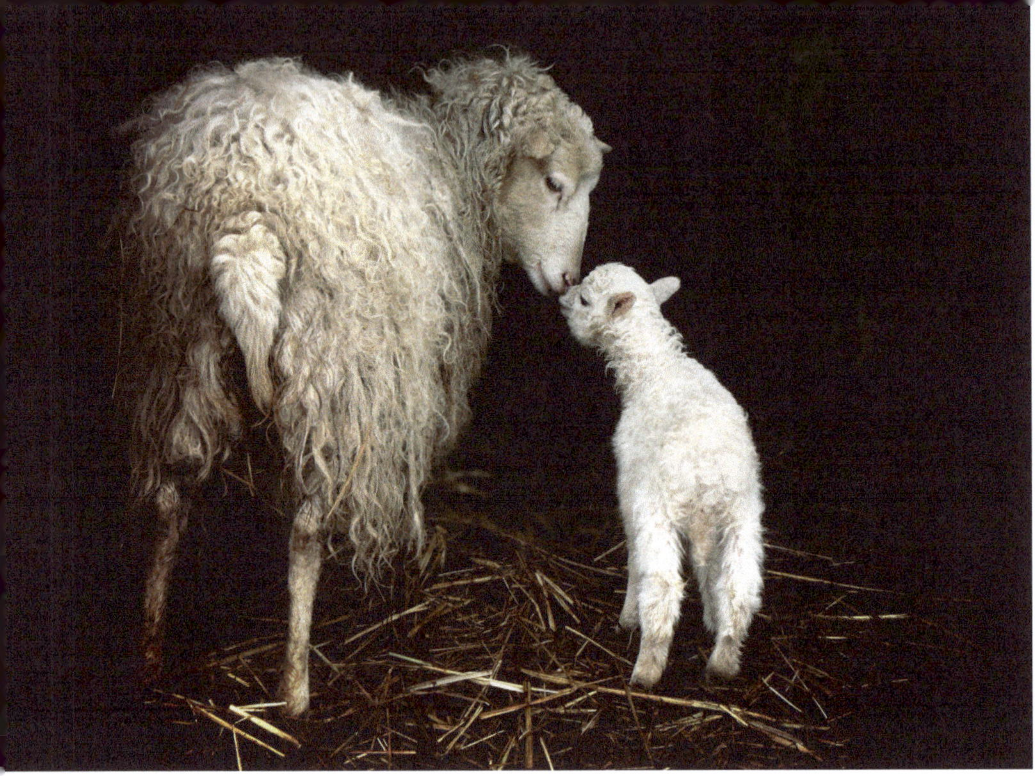

Lac ovinum - Schafsmilch

Überempfindlichkeit - Selbstvertrauen durch Abgrenzung

- Verschlossenheit
- Kontaktabwehr
- Gefangen in Familienstrukturen
- Sensibilität, Empfindlichkeit
- Unfähig, eigene Entscheidungen zu treffen
- Passt sich immer der Gruppe an, Abhängigkeit
- Angst vor der eigenen Courage
- Haut-Ausschläge, Darm-Reizungen
- Ist gezwungen, ein unbekanntes Geheimnis zu hüten

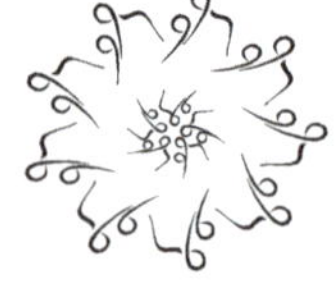

Hochsensibilität bedeutet, eine höhere sensorische Verarbeitungssensitivität zu besitzen, oder verständlicher formuliert:
eine Veranlagung, empfindlicher auf Reize zu reagieren und Informationen

intensiver und sorgfältiger zu verarbeiten. Daraus entstehen eine leichte Übererregbarkeit und hohe Empfindlichkeit für subtile Reize.

Unter Sensibilität versteht man alle Wahrnehmungen, die nicht von den Sinnesorganen Auge, Ohr oder Nase erbracht werden, sondern von Sensoren der freien Nervenendigungen. Diese finden sich überall im Körper.
Man unterteilt sie noch einmal in viszerale und somatische Reize.
Die viszeralen Reize entstehen in den Eingeweiden (viscus = Eingeweide), also überall entlang des Verdauungstrakts vom Kehlkopf bis zum Anus.
Die somatischen Reize entstehen in der Haut und im Bewegungsapparat (Knochen, Muskeln, Sehnen, Faszien) und werden als Temperatur, Dehnung oder Schmerz wahrgenommen. Außerdem gibt es noch Chemorezeptoren, die den Partialdruck, also die vorhandene Menge von Sauerstoff und Kohlendioxid messen und dadurch den Atemantrieb steuern.

Warum dieser Exkurs in Anatomie? Um die vielfältigen Wahrnehmungsmöglichkeiten des Körpers anzudeuten. Und es sind ja sogar „nur" die medizinisch anerkannten Strukturen.
Wir besitzen alle außerdem Wahrnehmungsmöglichkeiten, die noch in keinem medizinischen Lehrbuch zu finden sind. Das wird sich mit dem Fortschritt ändern, wie bisher auch.

Das Nervensystem ist die Schnittstelle von physischer Wahrnehmung und feinstofflicher Wahrnehmung, also alles, was Gefühle, Beziehungen und auch Verhältnisse in der unsichtbaren Hälfte der Welt angeht.
Man könnte sagen, wir nehmen immer das Ganze wahr. Aber wir haben noch nicht alle die Verarbeitungsprogramme dafür auf unserer „Festplatte" geladen. Deshalb entgeht das Meiste unserer Aufmerksamkeit - und das ist ja auch in Ordnung so. Schließlich gibt es auch mit einer „normalen" Wahrnehmung genug zu verarbeiten.

Immer mehr Menschen sind aber sensibler für die feinstofflichen Vernetzungen dieser Welt geworden. Hochsensibilität ist ja keine Erkrankung, sondern eine Weiterentwicklung des menschlichen Nervensystems, eine Art von Evolution. Leider müssen wir noch lernen, auf gesunde Art mit solcher Erweiterung umzugehen. Es ist schwierig, zwischen wichtigen und unwichtigen Informationen zu unterscheiden. Zuviel Aufmerksamkeit für Details bremst Kommunikation und Verarbeitung. Die Schwierigkeit, eigene Gefühle zu identifizieren und gegen fremde Gefühle abzugrenzen, muss gemeistert werden. Insgesamt entsteht durch Hochsensibilität eine höhere psychische Verletzbarkeit.

Mit einem negativen Schafsmilch-Selbstvertrauen ist der Abgrenzungsvorgang beschädigt, und zwar sowohl in der stofflichen wie in der feinstofflichen Ebene.

Stofflich können krankhaft übersteigerte Abwehrreaktionen entstehen, allgemein als Allergie oder Überempfindlichkeitsreaktion bekannt.
Es fehlt sozusagen das Selbstvertrauen für ein gesundes Immunsystem.
Es reagiert zu wenig oder zu heftig, auf jeden Fall nicht angemessen.

Feinstofflich gibt es keine Grenze für Gefühle. Alle Gefühle der Umgebung landen in den Verarbeitungsspeichern der hochsensiblen Person (zur Erinnerung, Gefühle werden hormonell ausgelöst und sind von manchen Tieren, zum Beispiel Hunden, „riechbar"). Die Person muss sie verarbeiten, ob sie will oder nicht.
Eine übertriebene Verschlossenheit gegenüber der Umwelt wäre eine mögliche Reaktion darauf.

Ein positiv erlöster Zustand von Lac ovinum-Selbstvertrauen kann Grenzen wahrnehmen - in jeder Hinsicht.
Das bedeutet auch, sich abgrenzen zu können. Die Wahrnehmung fremder Emotionen zwingt nicht automatisch zum Handeln, sondern lediglich zur Beobachtung.

In der persönlichen Ebene:
Geht es dir immer so, dass du mehr wahrnimmst, als du eigentlich möchtest?
Fehlt dir das „dicke Fell"?
Oder ist es nur bei dieser Frage von dir so ausgeprägt?
Jedenfalls fliehst du vor zuviel Wahrnehmungen.
Es fällt dir schwer, zu unterscheiden zwischen deinen eigenen Ansichten und denen der Menschen um dich herum.
„Eigentlich denkst du das doch auch, was ich meine, oder?"
Was antwortest du darauf?

Du bräuchtest einen geschützten Raum und einige Zeit, um alles zu sortieren, was auf dich einströmt. Das hat man aber im Alltag nicht. Und so entstehen Verwicklungen, die dich leicht überfordern. Es ist einfacher, mitzumachen.
Noch problematischer wird es mit den Gefühlswahrnehmungen. Die meisten Menschen halten ihre wirklichen und tiefen Gefühle zurück.
Das ist im Alltag auch tatsächlich sinnvoll. Es gibt soziale Umgangsformen, die das gesellschaftliche Miteinander leichter machen. Trotzdem existieren auch

noch bei der banalsten Begegnung verschiedene Gefühlsebenen. Sie müssen noch nicht mal miteinander zu tun haben. Eine trauernde Kassiererin macht ihren Job und fühlt trotzdem ihren Schmerz. Es ist eigentlich nicht vorgesehen, dass ein hochsensibler Mensch daran teil hat.
Trotzdem passieren solche Situationen.
Wieviel schwieriger ist es dann, deine Frage zu beantworten, ohne die Meinungen und Gefühle anderer Menschen dabei zu haben!
Du musst also vor allem „zu dir selbst finden". Schrecklich banale Aussage, oder?
Vielleicht ist es wichtig, zu betonen, dass es kein Verbot gibt, sich abzugrenzen, jedenfalls nicht bei einem Schafsmilch-Selbstvertrauen.
Eher fehlt das Bewusstsein für die Möglichkeit dazu.
Es scheint also zwei Möglichkeiten zu geben:

- Du passt dich an die Entscheidungen der Umgebung an und verschließt dich innerlich, weil du genau spürst, dass du nicht selbst entschieden hast
- Oder du begreifst das Ausmaß deiner Wahrnehmungen und beginnst damit, dich abzugrenzen. Sortiere genau in „ICH" und „NICHT-ICH". So fein, wie deine Wahrnehmungsfähigkeit ist, sollte es dir auch gelingen, dich selbst und deine Grenzen wahrzunehmen. Habe keine Angst davor!

In der Ahnenebene:
Kennst du diese alten Familienfotos, braungrau, alle in Sonntagskleidern und mit ernstem Blick? Ordentliche Familien, für die Ewigkeit dokumentiert.
Aber was sich alles hinter den Kulissen abgespielt hat, kann man nur ahnen.
Deine Frage lenkt die Aufmerksamkeit auf solche Szenerien. Nach außen ein geschlossenes Bild, ordentlich und wie es sich gehört.
Aber was war wirklich los? Es scheint ein verstecktes Geschehen gegeben zu haben, welches trotzdem noch heute wahrgenommen wird.
Passend zum Thema deiner Frage darfst du nun auf Vermutungssuche gehen: was verbirgt sich hinter der Fassade?
Zum Glück ist es für dich nicht notwendig, dieses Rätsel zu lösen. Es geht nur darum, wahrzunehmen, dass es ein solches gegeben haben muss.
Der Druck des Versteckens hat sich bis zu dir verschoben.
Es ging um Anpassung und Verzicht auf Individualität.
Die wichtigste Botschaft ist daher, es nicht zu wiederholen. Du bist nicht abhängig von der Gruppe/der Familie.
Unsere heutigen Freiheiten erlauben - leider nur bei uns - die individuelle

Entscheidung. In vielen anderen Gesellschaften wird hart darum gerungen.

Solltest du also versucht sein, dich mit Teilen deines Ahnenfelds zu verbinden, um ungelöste Gefühle zum Ausdruck zu bringen, dann mache es doch auf jeden Fall so, dass die Freiheit der Entscheidung endlich siegen darf.

Auf der Torwächter-Position:
Es hilft nicht, sich in der Herde zu verstecken. Der Torwächter deiner Frage erwartet von dir den Mut, zu dir selbst zu stehen. Möglicherweise musst du erstmal danach suchen, was eigentlich dein ganz persönlicher Anteil an deiner Frage ist? Bei einem Schafsmilch-Selbstvertrauen ist das nicht umwahrscheinlich. Jedenfalls könnte es sein, dass du ein paar Geheimnisse hütest. Solche, die du nur vor dir selber in stillen Stunden eingestehst. Leider ist darin der Schlüssel zur Lösung der Frage versteckt. Sozusagen in dicke Wolle verpackt.

Du möchtest nicht gerne auffallen bei diesem Thema. Deshalb fällt dir eine Entscheidung nicht leicht. Zu tiefen Kontakt erträgst du dabei auch nicht. Wegen den verborgenen Gefühlen?
Je nachdem, wie groß dein Thema ist oder wie lange es schon andauert, ist eine körperliche Schwäche deines Immunsystems möglich.
Warum fällt dir Abgrenzung so schwer?

Du nimmst sehr genau wahr, was die anderen Beteiligten deines Themas denken und fühlen. Hast du davor Angst? Vor ihren Beurteilungen und Ausgrenzungen?
Vielleicht musstest du schon als kleines Kind dafür sorgen, nicht verletzt zu werden durch emotionale Übergriffe.
Da war es eine kluge Lösung, sich anzupassen und den inneren Kern gut verborgen zu halten. Jetzt ist es Zeit, damit aufzuhören.
Deine Frage will den inneren Kern von dir berühren und erkennbar machen. Zeige ihn würdevoll und habe keine Angst mehr vor dem emotionalen Shitstorm der Umgebung - du bist nicht schwächer, nur sensibler als die Menge.

In der Seelenebene:
Hat es etwas gebracht, sich der Menge anzupassen? Für dieses Thema von dir schwingt diese Frage im Raum. Das häßliche Entlein im Märchen ist eigentlich ein Schwan, wird aber ausgelacht für seine Andersartigkeit. Hat deine Seele sich wie ein geschmähtes Entlein verhalten, ohne sich zum Schwan entwickeln

zu können? Dieses Verhalten kann zur Gewohnheit werden.
Man hat dann eine völlig verbogene Wahrnehmung von sich selbst.

Dein Selbstvertrauen ist in deiner zellulären Erinnerung verletzlich und empfindlich. Drehe diese Fähigkeiten heute in ihr Gegenteil um: nutze deine Empfindlichkeit für die Lösung deiner Frage. Nimm wahr, was „wahr" ist: Nämlich, dass du eine sehr feine Wahrnehmung hast.
Sozusagen eine Schwanenwahrnehmung in einem Ententeich. Nichts gegen Enten, das sind wunderbare Vögel.
Aber wenn man ein Schwan ist, sollte man sich auch so verhalten, oder?
Übersetzt heißt das: Traue dich endlich, bei diesem Thema deine Grenzen und deine Fähigkeiten auszuloten und anzuwenden.

Lösungsweg:
Lass deine feine Wahrnehmung für deine Grenzen erkennbar „strahlen".
Beginne die „Strickmuster" zu hinterfragen ... und deine Haut selbst und in Würde zu tragen.

Zoologie:
Schafe gehören zur Familie der Hornträger. Nach dem Hund sind sie wahrscheinlich die früheste domestizierte Art. Alle Schafrassen entwickelten sich aus dem Mufflon. Sie sind robust und genügsam und passen sich hervorragend an klimatische Bedingungen und Nahrungsangebote an.

Wurden Schafe ursprünglich wohl als Fleischlieferanten gehalten, konnte man nachweisen, dass sie ab etwa 6.500 v. d. Z. auch wegen ihrer Wolle geschätzt wurden. Regionale Schafrassen bildeten sich früh.
Bald waren Schafe die Lieferanten für Wolle, Milch und ihre Produkte Joghurt, Käse und Kefir, Schlachtfleisch und Felle. Leim, Kerzen und Seife, Wurstdarm und Schafkotdünger entstammen den Schafen.

Medizinischer Catgutfaden, auch als Katzendarm bezeichnet, wird aus Schafdarm hergestellt. Darmsaiten für verschiedene Saiteninstrumente oder Tennisschlägerbespannungen brauchen ebenfalls Schafdarm.
Durch die Verdrängung wollener Bekleidung durch Baumwolle und chemische Fasern ist ein Umschwenken der Zucht auf Fleischertrag geschehen.
Seltener ist die Zucht auf Milchertrag.

Obwohl sie häufig gemeinsam gehalten werden, sind Schafe und Ziegen nicht sehr nah miteinander verwandt. Ziegen tragen einen Kinnbart, Schafe dagegen nicht. Der Schwanz einer Ziege wird aufrecht getragen, der eines Schafs hängt herunter.
Die Schafrassen unterscheiden sich äußerlich gewaltig voneinander. Die Schulterhöhe variiert zwischen 65 und 125 Zentimetern, das Gewicht zwischen 20 und 200 Kilogramm. Böcke sind immer größer als Geißen.
Bei manchen Hausschafrassen tragen die Geißen keine Hörner mehr.
Bei den Böcken drehen sich die Hörner im Alter spiralig ein. Schafe erreichen durchschnittlich ein Alter von zwölf Jahren.
Muttertiere leben, wenn es ihnen möglich ist, in Gruppen zusammen. Die Böcke sind eher Einzelgänger. Zur Paarungszeit veranstalten sie Rangkämpfe. Schafe erkennen einander und auch Menschen am Gesicht, in Versuchen wurden fünfzig verschiedene Gesichter erkannt.
Die Fortpflanzungszeit ist im Herbst, im Frühling kommen die „Osterlämmer" nach fünf Monaten Tragzeit zur Welt. Häufig werden zwei Lämmer geboren. Nach der Geburt beginnt die Mutter schnell damit, die Kinder trocken zu lecken. Dabei gibt sie typische tiefe Laute von sich, den „Lämmer-Lockruf".
Es entsteht eine feste Mutter-Kind-Bindung. Sie erkennt ihre Lämmer am Aussehen und am Geruch und weist fremde Lämmer zurück. Auch das Lamm erkennt seine Mutter und kann ihre Rufe von denen anderer Mütter unterscheiden. Sie kuscheln intensiv miteinander. Entfernt sich ein Lamm zu weit, wird es gerufen.
Auch nachdem das Lamm mit dem eigenständigen Grasfressen begonnen hat, kommt es noch monatelang regelmäßig zum Säugen zur Mutter zurück.
Dies dient auch der Stressbewältigung.

Für die Schafmilchproduktion werden die Lämmer bereits nach etwa sechs Wochen von der Mutter getrennt und mit Kuhmilch oder Milchpulver aufgezogen.
Die Milch von Schafen hat einen typischen Geruch. Sie wird deshalb seltener pur konsumiert als andere Milche. Im allgemeinen stellt man Käse und Joghurt daraus her.
Sie enthält doppelt soviel Eiweiß wie Kuhmilch, außerdem den höchsten Anteil an Vitaminen, Mineralstoffen und besten Fetten aller von Menschen konsumierten Milchen.
Auch in Hautpflegeprodukten wird Schafmilch gerne verarbeitet.

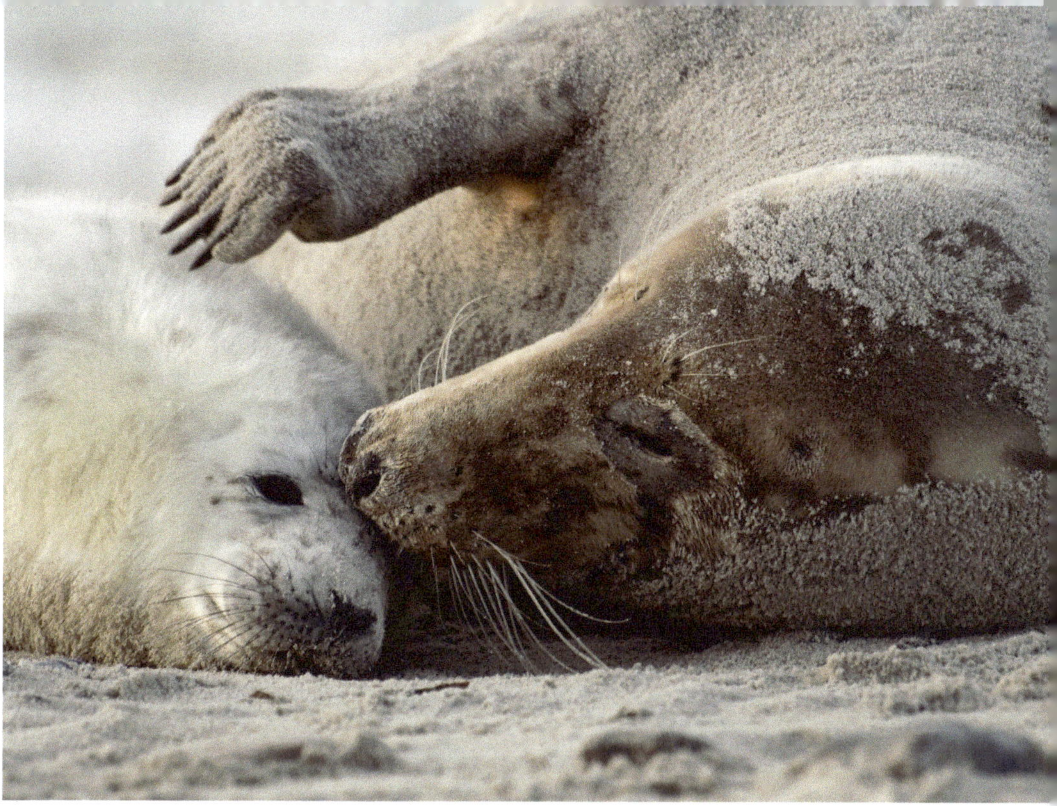

Lac phoca vitulina - Seehundmilch

Gewalt - Selbstvertrauen durch Heilung

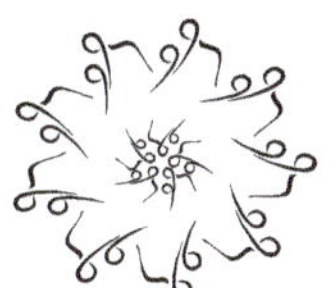

- Fühlt sich geschlagen
- Fühlt sich zerschlagen und ausgeblutet
- Will selber schlagen
- Jedes Handeln führt zu Energieverlust
- Schwierigkeiten mit Klassenunterschieden
- Identifikation mit Unterdrückten
- Fühlt sich nicht dazugehörig und ungewollt
- Gefühl von unüberwindbarer Trennung

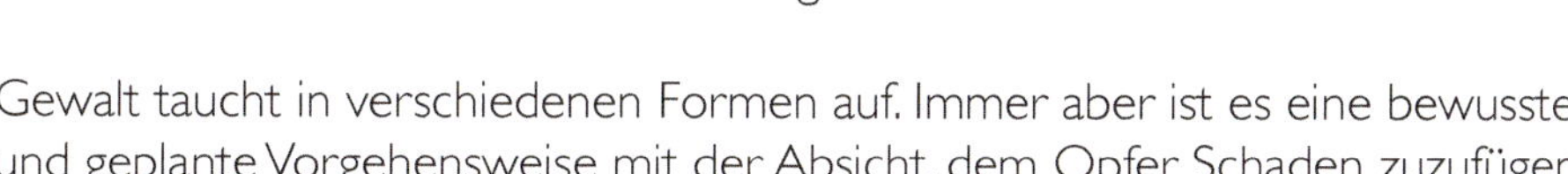

Gewalt taucht in verschiedenen Formen auf. Immer aber ist es eine bewusste und geplante Vorgehensweise mit der Absicht, dem Opfer Schaden zuzufügen. Es gibt keine unbeabsichtigte Gewalt.

Vorangegangen ist aber stets Aggression.
Ohne Aggression entsteht keine Gewalt. Allerdings muss nicht aus jeder Aggression zwangsläufig Gewalt entstehen.
Aggression ist ein heißes Gefühl, das nach Entladung sucht. Diese kann durch Worte oder körperliche Aktion entstehen. Gewalt ist die extremste Form der Entladung von Aggression. Aber Gewaltausübung ist nicht mehr heiß, sondern kaltblütig geplant.

Kalte Gewalt ist Ausdruck der gefallenen Menschheit. In natürlichen Zusammenhängen der Natur finden selbstverständlich Rangkämpfe, Machtausübung und Tötung statt, niemals aber Gewalt als Ausdruck von Machtergreifung. Symbolisch ist der Bruderzwist von Kain und Abel, der mit Abels Tötung endet, die - in unserer Kultur - älteste Erzählung von den Folgen des Paradiesfalls. Es scheint eine Menschheitsaufgabe zu sein, Gewalt zu erlösen, zu neutralisieren.

Der Nährboden für Gewalt ist überall dort gegeben, wo Not und Angst vorhanden sind. Also praktisch überall. Auch Angst vor Machtverlust verursacht Gewalt. Die Lust an der Macht bringt Menschen dazu, andere Menschen zu diskriminieren und zu entwerten. Oder ist es die Angst vor der Wahrheit?

Man kann grob einteilen in drei Typen von Gewaltausübung:

- Körperlich-physische Gewalt mit Verletzung oder Zerstörung des Opfers.
- Seelische Gewalt mit Demütigung, Entwertung oder Beschimpfung des Opfers.
- Strukturelle Gewalt durch Diskriminierung und Entwertung ganzer Opfergruppen.

Die Opfer der Gewaltausübung werden ihr Leben damit verbringen, weitere Gewaltausübung zu vermeiden oder aber selbst zu Macht und Kraft zu kommen.
Die „moderne" Gesellschaft fördert Gewalt durch Ungerechtigkeiten, Armut, Arbeitslosigkeit und Entfremdung. Drogen ziehen Beschaffungskriminalität nach sich. Die Anonymität des Internets fördert Gewalt durch Enthemmung nach fortdauerndem Konsum gewalttätiger Bilder.
Auch seelische Gewalt entsteht durch Beschimpfungen, Demütigungen und Drohungen.
Die Staatsgewalt verhindert die Integration flüchtender Menschengruppen aus Furcht vor Verlust des erworbenen Wohlstands. Menschengewalt maßt sich an, über Lebensbedingungen aller Lebewesen dieser Erde zu entscheiden.

Gewalt ist leider sehr alltäglich.

Mit einem negativen Seehundmilch-Selbstvertrauen ist Gewalt Teil der Erfahrungen eines Menschen. Es ist nur sehr schwer möglich, Gewalterfahrungen friedlich zu integrieren. Es wird immer ein Rest von Empörung und Auflehnung zurückbleiben, denn Gewalt ist zutiefst unmenschlich. Das eigene Selbstvertrauen war offenbar nicht ausreichend genug, schreckliche Erfahrungen zu verhindern. Es spielt hier keine Rolle, ob das überhaupt möglich gewesen wäre, die Demütigung sitzt tief im Kern der Persönlichkeit. Jauchzende Lebensfreude? Völlig unmöglich, die scheint es nur bei anderen Menschen zu geben. In unbeschwert heiteren Gruppen kann man sich nicht zugehörig fühlen, es gibt keine Gemeinsamkeiten mehr. Das führt natürlich nicht unbedingt dazu, mit offenen Armen begrüßt zu werden und es entsteht eine Abwärtsspirale der Trennung.
Jedes selbstbewusste Handeln triggert die Erinnerung an „das Schlimme" und wird lieber vermieden.
Oder aber das Gegenteil passiert: man will Genugtuung und Rache und wird selbst zum Gewaltausübenden. Sowas kann sogar automatisch passieren, wenn man kindliche Nöte niemals loswerden konnte und später als Elternteil die eigenen Kinder vergangene Gewalterfahrungen triggern.

Ein positiv erlöstes Lac phoca vitulina-Selbstvertrauen hat den Schmerz - körperlichen und seelischen - verarbeitet und loslassen können. Es ist eine hohe Aufgabe mit spirituellen Aspekten, die zwar viel Wachstum nach sich zieht, aber wahrscheinlich einige Zeit braucht.

In der persönlichen Ebene:
Deine Frage knüpft an Zustände an, die die du besser nicht wieder fühlen sollst. Etwas ist dir - in der Thematik deiner Frage - passiert, das nicht passieren dürfte. Gibt es konkrete Erinnerungen daran?
Oder steigt es aus dem Unterbewusstsein hoch und geschah zu einer Zeit, als noch keine bewussten Erinnerungen gespeichert wurden (Säuglings- und Kleinkindalter)? Jedenfalls war es eine Erfahrung von ausgelieferter Hilflosigkeit verbunden mit Schmerzen, nur seelischen oder auch körperlichen.
Dein Selbstvertrauen ist hier verloren gegangen. Das bedeutet nicht, dass du in deinem übrigen Leben kein Selbstvertrauen hast, aber bei dieser Thematik verlässt es dich. Wenn vertraute Menschen gewalttätig werden, verliert man das Vertrauen in die Welt an sich.
Alles kann gefährlich werden, ehe man sich's versieht.

Wie kannst du dieses Problem lösen? Wichtig ist, aus der Opferrolle zu entkommen. Solange du in deinem Gefühl ein Opfer bleibst, ist die Gewalt noch nicht beendet. Du sollst die Verbindung zu DIR wieder herstellen, zu deiner Ganzheit vor dem Ereignis. Oder war es kein einzelnes Ereignis, sondern über längere Zeit vorherrschend?
Die Trennung deiner Körper muss beendet werden. Bei traumatischen Erlebnissen spaltet man sich automatisch auf: ein Teil erleidet, ein anderer geht in große Distanz. Diese Trennung musst du selbst aufheben, natürlich gern mit Hilfe kompetenter Menschen.
Dann hast du die Möglichkeit, in deine ursprüngliche Energie zurück zu kommen. Halte dich nicht zu sehr mit Vergebung auf. Dafür sind die Schicksalsgesetze zuständig, die früher oder später immer für Ausgleich sorgen.

Mit einem positiven Seehundmilch-Selbstvertrauen wirst du die Schläge des Lebens integrieren können und deine Frage mit dem nötigen Selbstvertrauen lösen.

In der Ahnenebene:
Dein Thema berührt in deiner Ahnenwelt gewalttätige Erfahrungen.
Die damit verbundenen Gefühle wurden bis jetzt nicht vollständig erlöst. Es gibt ja auch kaum Handlungsmöglichkeiten für jemanden, der zerschlagen wurde. Ob nun körperlich oder seelisch oder eine Mischung aus beiden. Man erduldet es und hat keine Kraft mehr, sich zu wehren. Meistens fehlt sogar die Kraft, einen Neuanfang zu machen. Die Zeit soll es heilen.
Tut sie das? Vielleicht auch, aber offensichtlich schwingt bis heute etwas nach, das von dir verstanden werden soll.
Jedenfalls bekommst du keine Führungskraft oder Versorgungskraft für dein Thema geschenkt, sondern verzweifelte Abwehr von Erinnerungen.
Es ist nicht notwendig, genaue Szenarien zu wissen. Es hilft nicht, Geschichten zu rekonstruieren. Die Not will geteilt werden, mitgeteilt. Dann kann das Schreckliche integriert werden. Aber es bleibt eine anspruchsvolle Aufgabe, wenn du sie ernst nimmst. Mitgefühl bedeutet nicht Mitleid, du weißt das.
Mitgefühl bedeutet, den Schrecken nachzuvollziehen und die Leere, die Trennung vom Leben zu fühlen.
Schenke deinen Ahnen dieses Mitgefühl.

Heile das verlorengegangene Selbstvertrauen durch wache Anteilnahme.
Bringe das Licht zurück in die Herzen der Geschlagenen.

Auf der Torwächter-Position:
Gewalt ist der Torwächter deiner Frage. Du hast sie bei deinem Thema entweder selbst erlebt oder nimmst sie in deiner Umgebung wahr. Für manche Menschen macht es keinen großen Unterschied, ob sie etwas selbst erleben oder es bei Anderen beobachten. Selbstverständlich schmerzt es nicht gar so sehr, wenn man in der Beobachtungsposition ist.

Die Hilflosigkeit macht dich fertig. Man kann es nicht ändern oder verhindern, der Gegner hat zu viel Macht. Du hättest gern die Fähigkeiten, den Gegner auszuschalten. Superkräfte sozusagen. Aber Gewalt mit Gewalt beantworten? Führt das zur Lösung? Manchmal schon, es befreit jedenfalls die Opfer.
Wo auch immer du in diesen Zusammenhängen stehst, als Opfer oder Zuschauer, deine aktuelle Frage wirst du nur lösen können, wenn du dich emotional aus dem Opferstatus löst oder deine Sympathien für die Opfer relativierst.
Es ist eine Aufgabe mit Schicksalsfaktor. Nur wenn du einen großen Bogen zu spannen imstande bist, wirst du Zusammenhänge und Muster erkennen können und Heilung oder Integration finden.

In der Seelenebene:
Deine Seele ist mit den Unterdrückten und Geschlagenen tief solidarisch. Vor lauter Mitleid kann bei deiner Frage keine Energie aus deinem Seelenfeld zu dir fließen, es ist alles nur schrecklich. Bis heute geht alle Energie verloren, wenn man daran rührt.
Es gab - und gibt immer noch - in der Geschichte genug Anlässe, die solche Gefühle rechtfertigen. Das Ausmaß menschlicher Gräuel ist unbegreiflich. Bleibst du aber in diesen Gefühlen hängen, sind sie noch heute nicht vorbei. Dann haben sie immer noch die Kraft, dich fertig zu machen.

Wie schon eingangs erwähnt, scheint mit der Überwindung der Gewalt ein Menschheitsthema verbunden zu sein. Sowas ist natürlich für eine einzelne Seele recht groß als Aufgabe.
Deine Frage hat direkten Bezug zu solchen eher spirituellen Bezügen.
Trau dich, dein Thema in diesem Licht zu bedenken.
Was ist Heilung?

Lösungsweg:
Gehe auf die Suche nach deinen Konturen .... .
Du bist in der Lage, das Potential von deinem Ahnenfeld wieder in Bewegung zu bringen.
Los - schwimm - du bist der Lichtträger.

Zoologie:
Der Seehund gehört zur Familie der Hundsrobben in der Ordnung der Raubtiere. Im Unterschied zur ebenfalls in Deutschland heimischen Kegelrobbe ist der Seehund kleiner und hat einen rundlichen Kopf.
Seine Größe beträgt rund anderthalb Meter, das Gewicht liegt zwischen hundert und hundertfünfzig Kilogramm. Männchen sind deutlich größer als Weibchen. Die hier übliche Fellfarbe ist dunkelgrau mit schwarzen Flecken.
Er ist in den Ozeanen der Erde zuhause.
An Land braucht er Küsten mit Sandbänken oder geschützte Felsenküsten.
Der Familienname Robbe ist seit dem 18. Jahrhundert gebräuchlich und leitet sich wahrscheinlich von reiben, scheuern her. Der lateinische Begriff vitulina bedeutet kalbfleischartig.

Bei Bedarf kann die Robbe längere Zeit tauchen, üblicherweise dauert ein Tauchgang drei Minuten. Das Seehundblut enthält sehr viel Hämoglobin und bei jedem Tauchgang verlangsamt sich der Herzschlag. So wird der Sauerstoffbedarf gewährleistet.
Schlafen kann der Seehund sowohl an Land wie im Wasser, er wacht beim Auftauchen nicht auf. Unter Wasser sieht er scharf, an Land nur verschwommen. Die typischen langen Barthaare dienen als Vibrissen mit sehr viel Nervenendigungen, wesentlich mehr als zum Beispiel bei der Katze. Sie wirken als Antennen, mit denen jede Wasserbewegung analysiert wird. Es werden alle Fische und Krustentiere gefressen, die ihnen vor die Schnauze kommen.
Die Beinflossen sind nach hinten ausgerichtet und unterstützen das Schwimmen.
Es werden bis 35 km/h erreicht. Die Vorderflossen dienen der Steuerung.
An Land sind sie sehr unbeholfen.

Mit etwa vier Jahren werden Seehunde geschlechtsreif.
Sie leben recht einzelgängerisch und reagieren aggressiv auf Berührungen von Artgenossen. An Land halten sie einen Sicherheitsabstand von anderthalb Metern zueinander ein.
Die Männchen bewachen keinen Harem wie andere Robbenarten und sind

auch keinesfalls monogam. Die Begattung geschieht im Wasser, mehrere Männchen versuchen ein Weibchen zu besteigen. Dieses wehrt sich nach Kräften mit Bissen und Fluchtversuchen. Am Ende gelingt es einem Männchen, den Rücken zu besteigen und mit einem Nackenbiss das Weibchen ruhig zu stellen. Es ist also eine rechte Vergewaltigung.

Die Tragzeit beträgt rund neun Monate, aber häufig ruht der Embryo ohne Wachstum für bis zu zweieinhalb Monate. Alle Geburten finden im Sommer statt. Für Geburt und Aufzucht werden immer die gleichen Plätze aufgesucht. Das Neugeborene ist bereits voll schwimmfähig. Es wird für etwa fünf Wochen gesäugt und anschließend von der Mutter allein gelassen.
Die Seehundmilch ist äußerst nahrhaft. Werden allein liegende Heuler von Menschen gestreichelt, werden sie anschließend nicht mehr von der Mutter versorgt, sofern die fünf Wochen noch nicht überschritten sind.

Seehunde erreichen ein Alter von fünfunddreißig Jahren, in Zoos auch älter. Männchen sterben häufig bei Kämpfen. Bis zum Beginn des 20. Jahrhunderts war der industrielle Fischfang darauf aus, alle Robben auszurotten. Sie wurden einfach als Konkurrenten angesehen. Es wurden recht hohe Prämien pro Tier bezahlt und beinahe gelang dieses Vorhaben.
Obwohl sich die Bestände etwas erholt haben, sind die Robben durch Umweltgifte, die im Meer „verklappt" werden, erneut gefährdet.
Es werden sehr kranke Tiere gefunden, das Immunsystem ist so geschwächt, dass sich zusätzlich Seuchen ausbreiten.

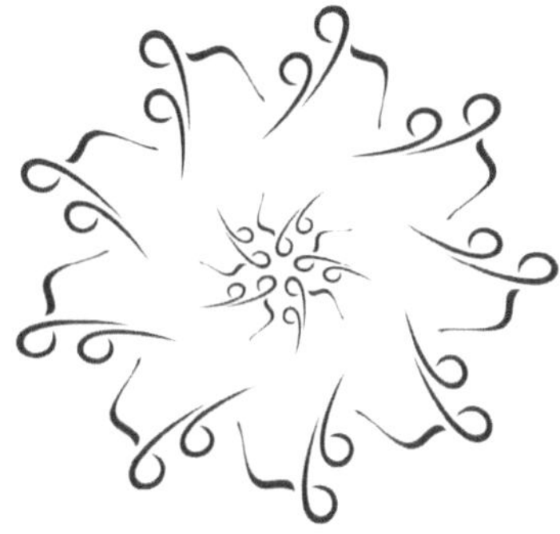

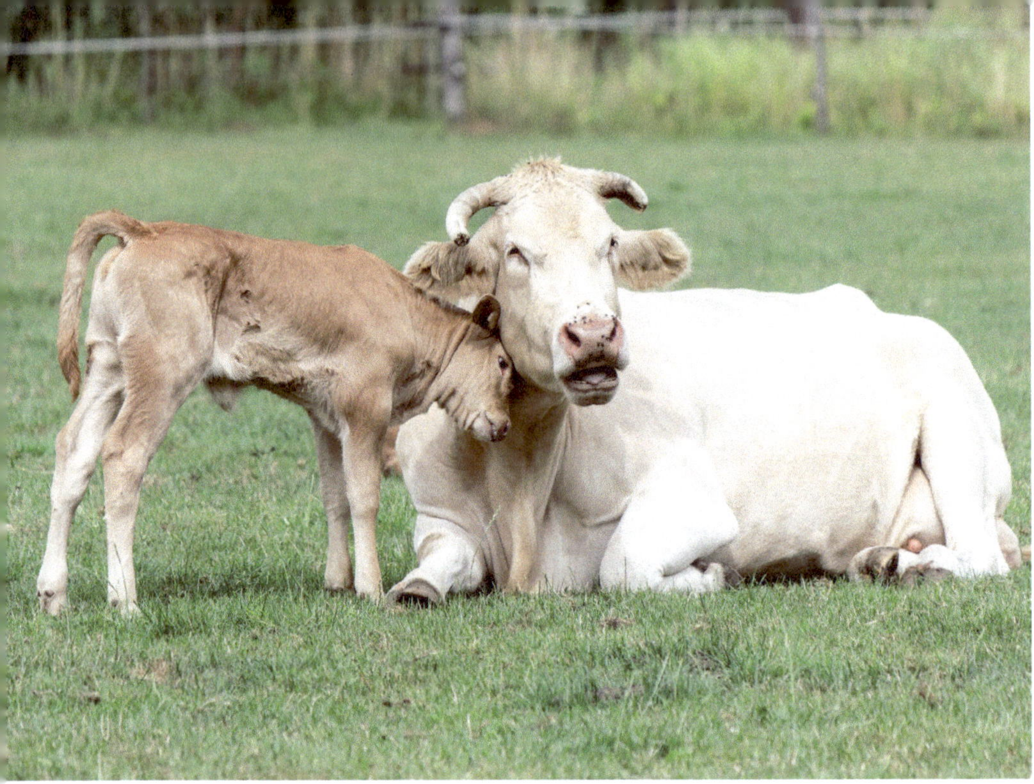

Lac vaccinum - Kuhmilch

Lieblosigkeit - Selbstvertrauen durch Liebeskraft

- Isolation, freudlos, ohne Freunde
- Verloren und einsam
- Mangel an Nähe, Wärme, Liebe, Kontakt
- Gewissenhaft, kompensatorische Fürsorge
- Große verborgene Schuldgefühle
- Gefühl, in der Falle zu sitzen
- Als wollte man lieber nie geboren worden sein
- Unverträglichkeit gegen das Leben

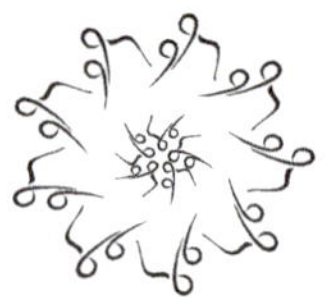

Lieblosigkeit verursacht weitreichende Wunden.
Das Leben an sich ist geprägt von Liebe: jenes grenzenlose Gefühl von Umfangen, Schenken und Aufopfern. Liebe ist etwas ganz Anderes als die geschlechtliche Vereinigung männlicher und weiblicher Energien.

Liebe ist der stärkste Reflex des Paradieszustands, der uns in unserem jetzigen Lebenszustand möglich ist. Ohne Liebe ist Leben nur begrenzt erträglich. Alle Menschen suchen und streben nach Liebe, bewusst oder unbewusst. Auch die völlige Abkehr von ihr durch unmenschliches Verhalten ist ein seelischer Kampf um die Richtigkeit ihrer Macht.

Wir existieren alle auf dieser Erde durch eine Form von Liebe, die uns nicht zu Bewusstsein kommt, weil sie viel zu groß ist, als dass ein Mensch sie begreifen könnte.
Gleichzeitig heißt die Menschheitsaufgabe aber auch, die Liebe begreifen zu lernen und vor allem: leben zu lernen. Je nach Evolutionsstufe ist ein Lebewesen mehr oder weniger in der Lage, Liebe zu empfinden und weiterzugeben. Wieviel Liebe empfindet eine Schnecke für ihre Eier? Wieviel Liebe schenkt ein Meisenpaar seinen Küken, die es emsig mit Nahrung versorgt? Wieviel Liebe empfindet die Katzenmutter, wenn ihre Kinder von ihr warm geleckt werden? Im Tierreich entsteht Liebe größtenteils zwischen Eltern und ihren Nachkommen, selten auch zwischen Gleichaltrigen.

Bei den Kühen, sofern sie frei leben dürfen, existiert ein liebevolles Miteinander in einer familiären Großfamilie. Bei den Menschen hängt Liebe viel von den Lebensbedingungen ab, unter denen sie aufwachsen.

Lieblosigkeit entsteht durch mangelnde Seelenreife. Ein Mensch, der noch im Wesentlichen danach strebt, sein Ich zu befriedigen und zu formen, wird selbst durch die liebevollste Kindheit kein warmherziger Mensch. An erster Stelle steht hier immer das eigene Selbst, alle Anderen dienen nur der Befriedigung dieses Ich-Hungers. Ein Mensch mit einer gewissen Seelenwachheit kann auch unter harten Bedingungen ein liebevoller Erwachsener werden, denn die Seelenwachheit führt dazu, andere Menschen „wahrnehmen" zu können. Die Seele bekommt Liebeswärme aus dem großen Herzen der Erde und des Kosmos.
Trotzdem entstehen natürlich Wunden durch eine lieblose Behandlung. Am tiefsten gehen diese Wunden, je jünger und hilfloser man sie erleidet. Aber auch als Erwachsener schmerzt es sehr.

Knifflig wird es dann, wenn man mit solchen Wunden die Aufgabe hat, selbst liebevoll tätig zu werden.
Ob nun als Elternteil oder beruflich mit hilfsbedürftigen Wesen betraut, das Schenken von Liebe wird ein schmerzhafter Akt.
Es rührt nämlich jedes Mal an die Narben in der Seele. Nicht immer erträgt

man das, manchmal muss man sich weit in sich zurückziehen.
Je wacher man für sein eigenes Handeln wird, desto eher stellen sich zusätzlich Schuldgefühle ein, wenn man spürt, dass die nötige Liebeskraft nicht geschenkt werden kann. Man sitzt in der Falle: jede Bewegungsrichtung ist schmerzhaft.

Ein negatives Kuhmilch-Selbstvertrauen sitzt auf jeden Fall in der Falle.
Die Schuldgefühle, nicht genug Liebe schenken zu können, sind immens und unerträglich. Hat man doch schließlich selbst erlebt, wie verloren man sich ohne sie fühlt. Keine Kompensation kann diese Leere füllen. Wie soll man nur leben? Es ist nur ein mickriger Abklatsch, alle gut zu versorgen.
Es ist ebenfalls nur ein mickriger Abklatsch, sich selbst mit kondensierter Pseudoliebe zu füllen - Zucker und Milch nämlich.
Ob Eiscreme oder Milchschokolade und alles, was dazwischen existiert:
Man isst diese Leckereien meistens nicht aus Hunger oder Notwendigkeit, sondern weil man die innere Leere damit füllen möchte/muss.
Diese Gefühle sind so allgegenwärtig bei den Menschen, dass man sich fragen kann, wie wir trotz äußerem Wohlstand und Sicherheit in solche Zustände geraten konnten.

Ein interessanter Aspekt aus homöopathischer Sicht ist folgender:
In jeder Substanz sind alle Aspekte ihrer Existenz anwesend. Alles, was eine Substanz „erlebt" hat, ist in ihr in allen Zellen anwesend. Liebevoll angebautes Gartengemüse hat andere Inhaltsstoffe als Großmarktpaletten voller billig angebautem Discountgemüse. Und Milch trägt alle Gefühle der Kuh, die diese geben musste. Kühe schreien nach ihren Kälbchen, die man ihnen lange vor der Zeit einfach wegnimmt.

Das Karma, dass wir als Menschen durch die industrialisierte Tierqual auf uns häufen, baden wir zeitnah wieder aus durch den fortwährenden Konsum der mit solchen Gefühlen aufgeladenen „Produkte". Es gehört eben doch alles zusammen.

Ein positiv erlöstes Kuhmilch-Selbstvertrauen kann lieben, ohne sich in Frage zu stellen. Auch wenn die Liebe nicht groß genug zu sein scheint, wird sie trotzdem verschenkt - und, oh Wunder, allein das reicht aus, um sie ausreichen zu lassen. Man kümmert sich nicht um die eigenen Unzulänglichkeiten, sondern öffnet einfach sein Herz: nimm alles, was da ist, ich schenke es dir. Und durch dieses Geschenk heilt das eigene Herz gleich mit.

In der persönlichen Ebene:
Das Thema, das dich beschäftigt, rührt an die schlimmste Wunde überhaupt: ohne Liebe zu sein. Alle Schrecklichkeiten dieser Erde werden weniger schlimm, wenn wir von Jemandem geliebt werden oder wurden. Ob nun beim Thema, dass dich gerade beschäftigt, oder ob ganz allgemein in deinem Leben, dein Selbstvertrauen ist geknickt, weil du dich nicht (genug) geliebt fühlst - oder in der Vergangenheit nicht genug davon bekommen hast. Selbst wenn du zur Zeit in warmer Liebe leben solltest, kommen bei deinem Thema die alten Narben zum Vorschein.

Du möchtest besonders gewissenhaft erledigen, was es zu tun gibt. Damit wenigstens solche Mängel keine Rolle spielen. Aber die Essenz kannst du nicht weitergeben oder nicht empfinden. Das sollte möglichst niemand merken, du verbirgst es hinter fürsorglichem Verhalten.

Das ist natürlich ziemlich anstrengend. Vor allem, wenn es an dein einsames inneres Kind rührt. Im schlimmsten Fall musst du diese Gefühlsmischung übertünchen mit Pseudobefriedigung. Welche hast du dir ausgesucht? Ungesund sind sie alle irgendwann.

Es gibt kein anderes Heilmittel für diese Wunde als das Tageslicht. Teile diesen Schmerz zuerst mit deinem Tagesbewusstsein, dann mit den Menschen, die dir nahe stehen. Nimm deinen Schmerz ernst! Sonst verhältst du dich dir gegenüber genauso lieblos, wie damals deine Verantwortlichen.

Liebeskraft ist die eigentliche Heilkraft. Sie kann auch dein Herz heilen. Dieser schrecklich pathetische Satz stimmt leider voll und ganz - und die Anmutung von Pathos ist bereits der Hinweis auf die Schmerzen, die durch Imitation von Liebe (eben Pathos ohne Inhalt) verursacht wurden. Lass dich nicht davon abhalten, dass jede Menge Liebesimitationen in der Welt herumgeistern. Wenn du dein Herz öffnest, wird sie dich finden.

Ein positiv erlöstes Lac vaccinum-Selbstvertrauen öffnet mit Liebe alle Türen.

In der Ahnenebene:
Sei vorsichtig mit den Schilderungen deiner Not: sie könnten von deinen Ahnen leicht als Anklage missverstanden werden. Und dann „machen sie dicht", verlierst du die Verbindung. Nichts verursacht mehr Schuldgefühle als der Vorwurf mangelnder Liebe.

Wahrscheinlich einfach deshalb, weil jeder darunter zu leiden hatte.
Es ist elementar wichtig, zuerst die Ehre der Vorfahren wahrzunehmen. Egal, was und wie sie etwas getan haben, sie haben es ermöglicht, dass es dich gibt. Bedanke dich ruhig dafür. Und die Anerkennung ihrer Lebenssituationen ist ein anderer Punkt, der dir eine gute Verbindung gewähren kann. Anschließend könnt ihr gemeinsam empfinden, wie sehr die Liebe gefehlt hat, und vielleicht auch warum. Ohne Schuldzuweisungen, versteht sich.
In solcher ruhiger Gemeinschaft kann die Liebe „von ganz hinten" wieder zu fließen beginnen. Denn irgendwann war sie ja da.
Dann kann Versorgungskraft entstehen und Führungskraft wachsen.

Auf der Torwächter-Position:
Du nimmst dein Thema sehr ernst und gibst dir Mühe, es gewissenhaft zu bearbeiten. Alles muss gut gemacht werden, damit es keine Anklagen gibt. Denn Schuldgefühle hast du sowieso schnell: es fühlt sich immer wieder so an, als ob du das Thema gar nicht richtig ausfüllst. Als wärest du eine Hülle, die die richtigen Sachen macht. Es fehlt etwas, das du nicht lernen oder erfragen kannst. Niemand kann dir beibringen, wie man etwas liebt.
Das muss man erfahren haben, erfühlt und gekostet möglichst in den ersten Lebensmomenten. Und auch in all den Jahren danach, so wie man sprechen gelernt hat. Lieben muss man genauso lernen. Das geht natürlich nur mit einem Vorbild, mit der Erfahrung, wie sich lieben anfühlt. Dann ist es ganz leicht und selbstverständlich wie Atmen. Hat man es nicht erfahren dürfen, bleibt das Lieben immer ein Stottern und Suchen. Das kann so peinlich und schmerzhaft sein, dass man sich tief in sich selbst verkriecht.

Dein Torwächter in deiner Frage ist die Liebeskraft und der Schmerz, der den Fluss der Liebe verhindert. Du kannst dich ein Leben lang davor verstecken. Du kannst es wegdiskutieren und austherapieren. Aber eigentlich ist es sehr simpel. Lass den Schmerz los, nicht genug geliebt worden zu sein, als du es gebraucht hättest. Ohne jede Anklage, ohne jeden Kummer. Einfach nur fühlen. Das tut eine ganze Weile lang ziemlich weh! Aber dadurch heilt es - langsam.

Gönne dir die Zeit, die es braucht. Ziehe dich in deine innere Höhle zurück, solange du es brauchst, in dem Wissen, dass es heilt. Mache alles, was dir dabei hilft, aber unterscheide sehr genau, ob es bei der Heilung hilft oder beim Verstecken. Hör auf, es zu verstecken durch all die Kompensationen, die das Leben uns anbietet. Das hilft immer nur für Augenblicke. Und dafür ist dein Leben zu schade.

Komm in die Sonne und dein Thema wird aufblühen.

In der Seelenebene:
Die Suche nach „DER Liebe" hat deine Seele beschäftigt. Deine jetzige Frage berührt die Erfahrung der Liebesunfähigkeit, der Lieblosigkeit.
Hast du für das Thema deiner Frage früher viel Energie aufgebracht?
Manchmal haben wir ziemlich frustrierende Erfahrungen hinter uns!
War der Verzicht auf Liebe freiwillig durch ein zum Beispiel spirituelles Ziel - nach dem Motto „Nur Gott"? Oder waren die Umstände einfach gräßlich?

Wie auch immer erreicht dich aus alten Erfahrungen eine gewisse Angst vor diesem Thema. Lasse dich davon nicht abschrecken. Vielleicht sind die Dinge jetzt dafür umso reifer?
Öffne alle Tore für deine Seele und erinnere sie an die vielen, vielen Erfahrungen, die schön waren und noch sein werden.
Jede Seele hat Liebeskraft als Erbe der paradiesischen Vergangenheit auf ihrem spirituellen Konto!

Lösungsweg:
Liebe will nicht in Frage gestellt werden.
Versuche dein Herz zu öffnen - jetzt - handle.
Übe es - so unmöglich es auch erscheinen mag.
Offene Herzen geben der Liebe ein Heim.

Zoologie:
Das Hausrind gehört zur Familie der Hornträger. Es ist die domestizierte Form des Auerochsen. Schon in der Steinzeit lebten Rinder bei den Menschen. Wilde Rinderherden leben in dichten Wäldern und Grasgebieten. Es gibt eine große Vielfalt von Rinderrassen, man teilt sie grob ein in Fleischlieferanten und Milchlieferanten. Die eigentliche Lebensspanne beträgt um die fünfundzwanzig Jahre, jedoch werden beinahe alle Tiere vorher getötet.

Schulterhöhen zwischen 130 und 145 Zentimetern werden erreicht, das Gewicht reicht von 400 bis 750 Kilogramm. Bullen sind meistens doppelt so schwer wie Kühe. In einer freien Herde leben die Tiere in einem vielschichtig organisierten Verband mit klaren Rangordnungen und freundschaftlichem Verhalten. Jede Kuh baut eine tiefe Beziehung zu ihrem Kalb auf und „erzieht" es.

Die Kälber schließen sich zu Spielgruppen zusammen. Grundsätzlich können Rinder nicht besonders gut sehen, aber sehr gut riechen.

In Milchviehhaltung werden die Kälber im Alter von zwei bis drei Monaten von der Mutter getrennt, in Mutterviehhaltung mit vier bis sechs Monaten. Kälber, die zur Schlachtung vorgesehen sind, bleiben sechs bis elf Monate bei der Mutter, um anschließend geschlachtet oder weiter gemästet zu werden.
Mit anderthalb Jahren wird ein junges Rind zum ersten Mal besamt (seltener gedeckt). Ab der ersten Geburt spricht man dann von der Kuh.
Geschlechtsreife männliche Rinder nennt man Stier bzw. Bulle, die kastrierten Tiere heißen Ochse.

Bis zum siebten Lebensmonat bezeichnet man ein Jungtier als Kalb, bis zum zwölften als Jungrind.
Nach diesem Zeitpunkt sind sie geschlechtsreif. Die Tragzeit einer Kuh beträgt rund neun Monate. Es kommt ein (selten zwei) Kalb zur Welt. Etwa sieben Wochen nach der Geburt ist die Milchproduktion am größten und bleibt dann für zwei Monate auf diesem Niveau. Eine durchschnittliche Milchmenge liegt bei dreißig Litern täglich.
Für eine möglichst hohe Ausbeute wird eine Milchkuh bereits drei Monate nach einer Geburt wieder besamt. Das Kälbchen wird verschieden früh von der Mutter getrennt, manchmal sofort nach der Geburt.
Es steht dann in einem Kälberiglu und wird mit Milchaustauschpulver aus einem Nuckeleimer gefüttert. Nach ungefähr drei Jahren Ausbeute wird die Milchkuh zum Schlachthof gebracht.
Das „Nebenprodukt" Kalb wird in Milchviehbetrieben ähnlich wie männliche Küken möglichst praktisch weiterverkauft.

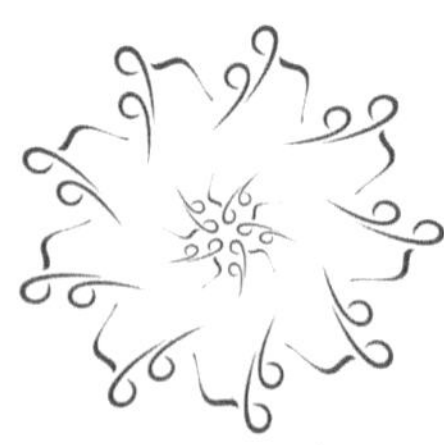

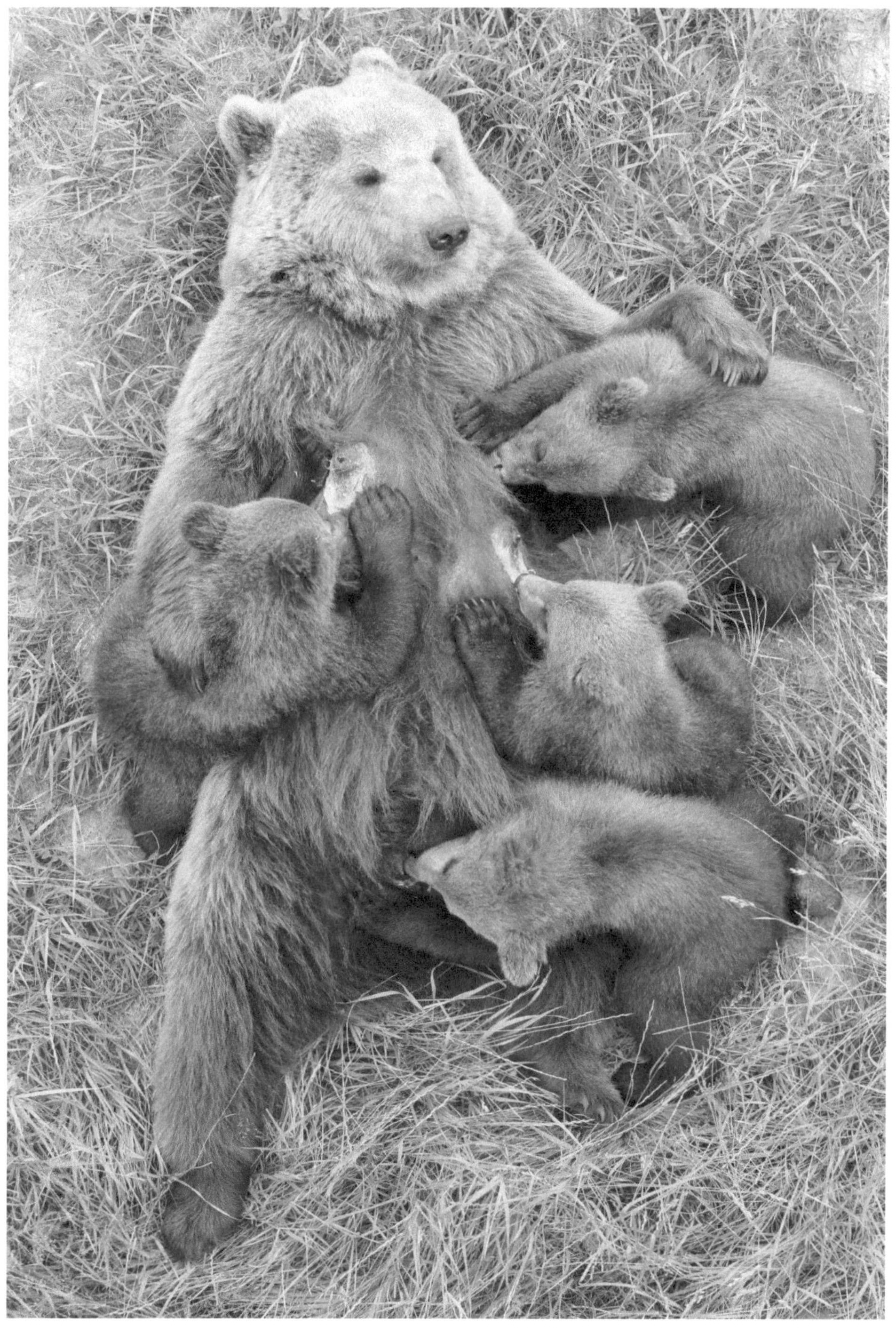

Kim Fohlenstein und Felicitas Fohlenstein

Heilpraktikerinnen, Lehrerinnen und Autorinnen

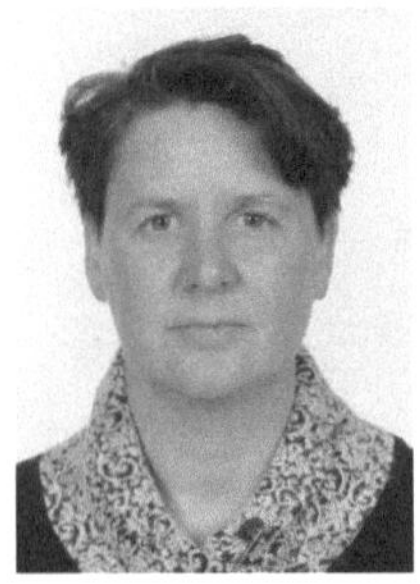

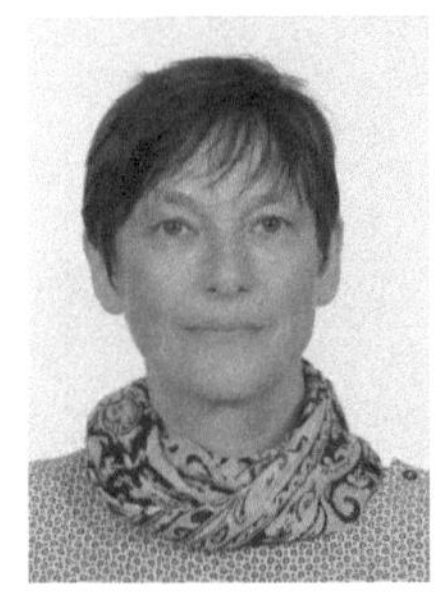

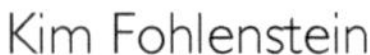

Kim Fohlenstein Felicitas Fohlenstein

Beide haben viele Jahre in der Praxis gearbeitet.
Sie führten eine Heilpraktikerschule und bildeten dort die Schüler neben der Ausbildung zum Heilpraktiker auch in Homöopathie und Cranio-Sacraler Osteopathie aus.
Der Geist der Bretagne war stets eine Inspiration für ihre Forschungen.
Im Zusammenspiel von medizinischem, spirituellem und systemischem Wissen entstand im Laufe der Jahre die Ahnenmedizin.
Dadurch veränderte sich der Fokus der Arbeit so sehr, dass sich beide jetzt ganz und gar auf die Ausgestaltung der Ahnenmedizin in Wort und Tat konzentrieren.
Ihr Lebensmittelpunkt ist mittlerweile das Finistère in der Bretagne.
Dort - am Ende der Welt - gestalten sich die Bücher dieser Reihe und Ausbildungen zum Thema.

Die Ahnenmedizin beruht auf der Arbeit mit den Kartensets Makrokosmos und Mikrokosmos (jeweils 108 Karten mit je zwölf „Wesen" pro Lebensfeld und inzwischen sechs Zusatzkarten), der systemischen Zuordnung von Phänomenen und Gefühlen in ein Feld von neun Lebensfeldern (wobei dieses Buch vom Lebensfeld „Selbstvertrauen" - den Milchen handelt), sowie der Einbeziehung des Körpers mit allen seinen Phänomenen in die neun Lebensfelder und die Energien der Karten (organ-e-motion).

Alle Informationen zu Ausbildung und Beratung finden Sie auf der Webseite:
www.heilundkunst.de.
Youtube: heil und kunst Alias: @kim.fohlenstein

Überblick der Schriftenreihe

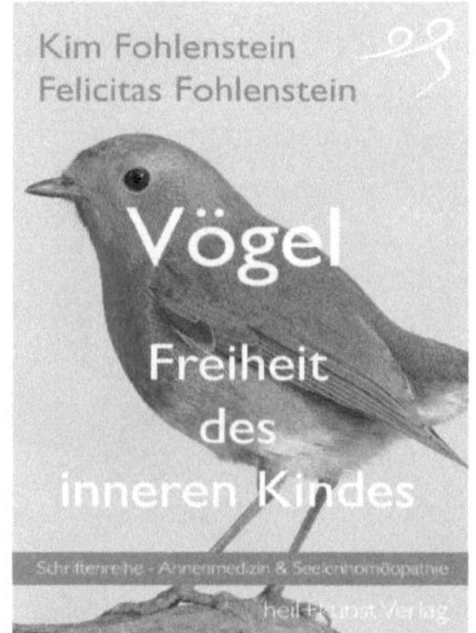

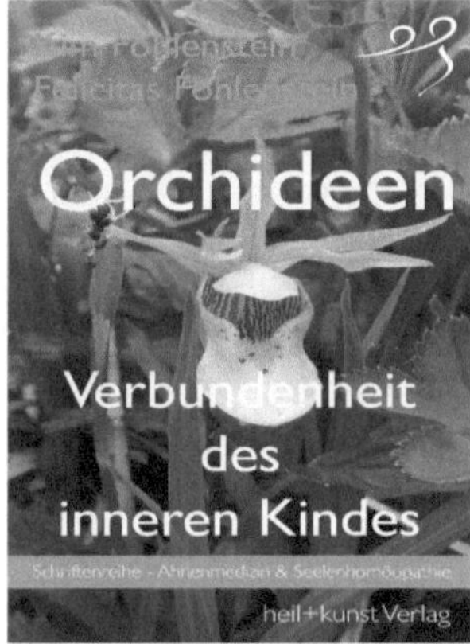

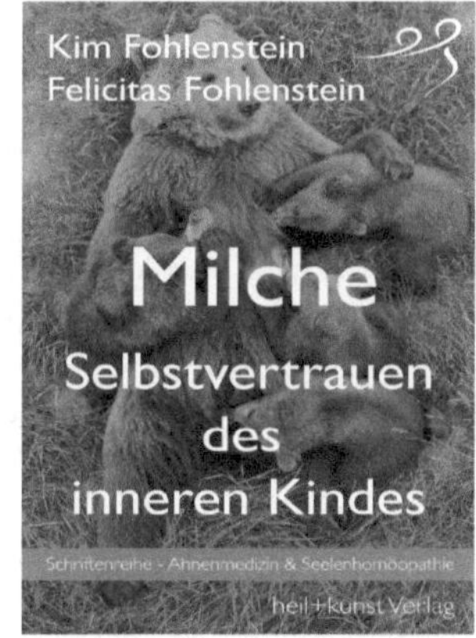

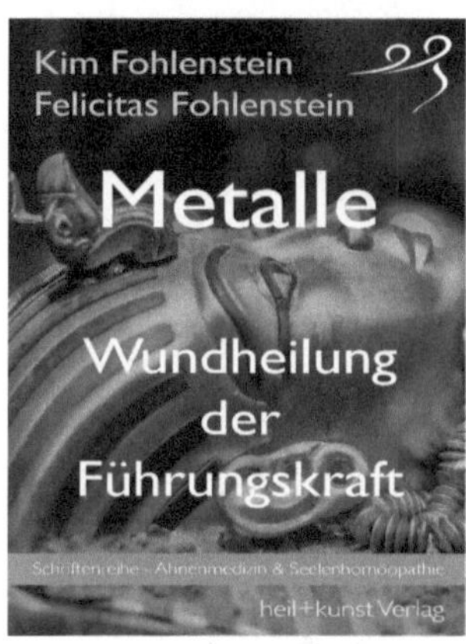

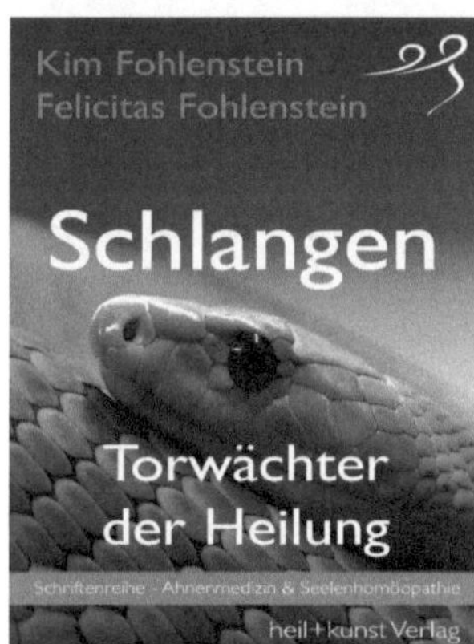

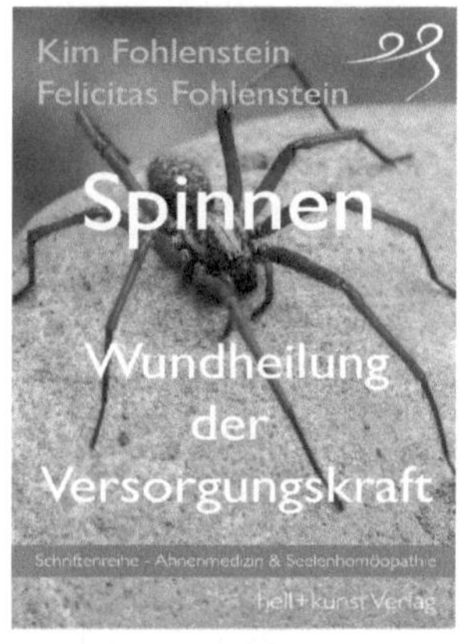

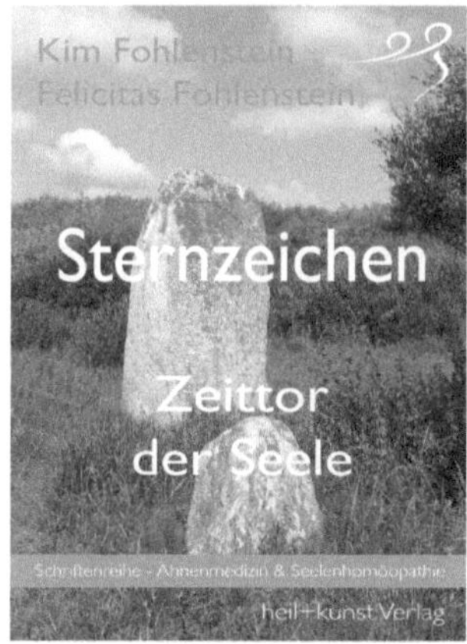

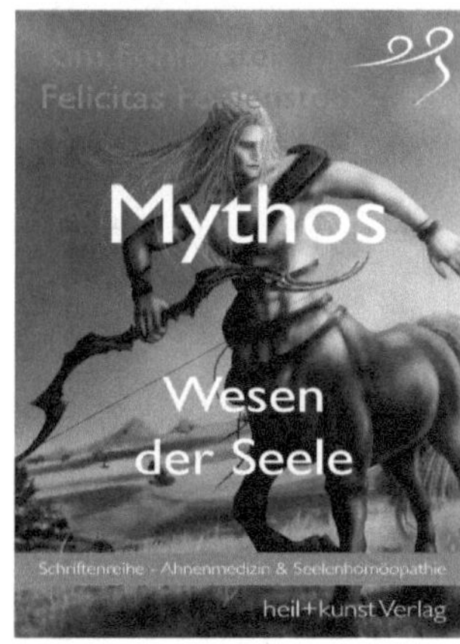

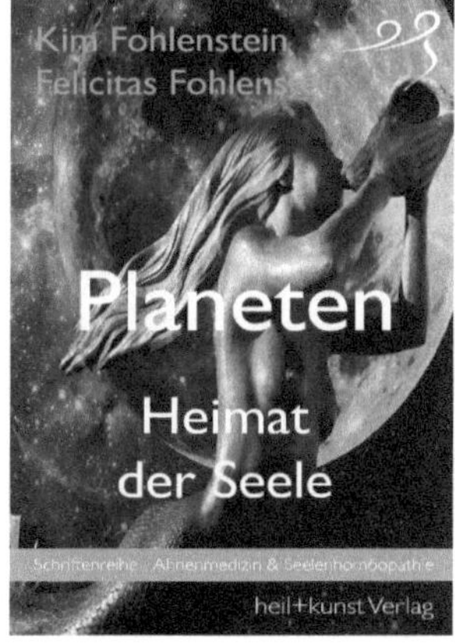

Quellen

- Homöopathie-Vorträge der heil+kunst Heilpraktikerschule Darmstadt 2005-2017
- Homöopathie-Aufstellungen der heil+kunst Heilpraktikerschule Darmstadt 2005-2017
- Seminare zur Ahnenmedizin der heil+kunst Heilpraktikerschule Darmstadt 2015-2017
- Ahnenmedizinische-Aufstellungen der heil+kunst Heilpraktikerschule Darmstadt 2005-17
- Seminar: Schlangengift und Milch der heil+kunst Heilpraktikerschule Darmstadt 2011
- Seminar: Schlangengift und Milch der heil+kunst Heilpraktikerschule Darmstadt 2013
- Vorträge zur Ahnenmedizin der heil+kunst Heilpraktikerschule Darmstadt 2010-2017
- Skript der Homöopathie-Ausbildung der heil+kunst Heilpraktikerschule Darmstadt
- Symbolische Materia medica, Martin Bomhardt, Verlag Homöopathie+Symbol 1999
- Milchmittel in der Homöopathie, Farokh J. Master, Narayana Verlag 2007

Bilder

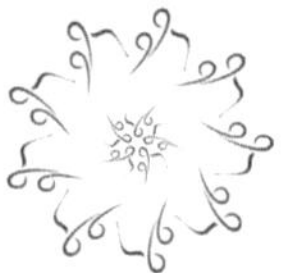

Shutterstock:
Lac asinum – Dennis Jacobsen
Lac caninum – cynoclub
Lac caprinum – Esin Deniz
Lac delphinum – Vkilikov
Lac equinum – Pictureguy
Lac felinum – Irina Kozorog
Lac leoninum – Dave Pusey
Lac loxodonta – Zhukova Valentyna
Lac lupinum – Holly Kuchera
Lac ovinum – Katarzyna Mazurowska
Lac phoca vitulina – Nicram Sabod
Lac vaccinum – Ben Schonewille
Titelbild-Selbstvertrauen - Bärin mit Jungen S.103 – ricochet64

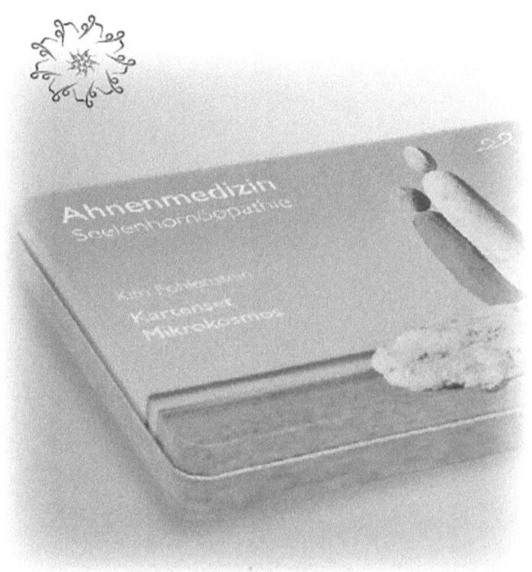

Kim Fohlenstein

Ahnenmedizin

Seelenhomöopathie

Kartenset Mikrokosmos

ISBN: 978-3-946812-02-9

59,95 €

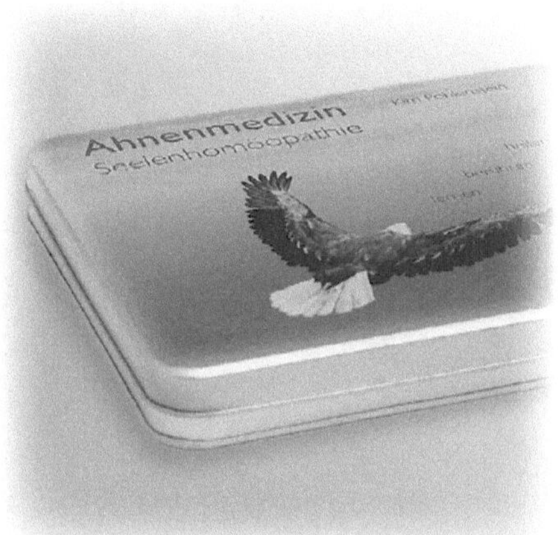

Kim Fohlenstein

Ahnenmedizin

Seelenhomöopathie

Kartenset Makrokosmos

ISBN: 978-3-946812-00-5

59,95 €

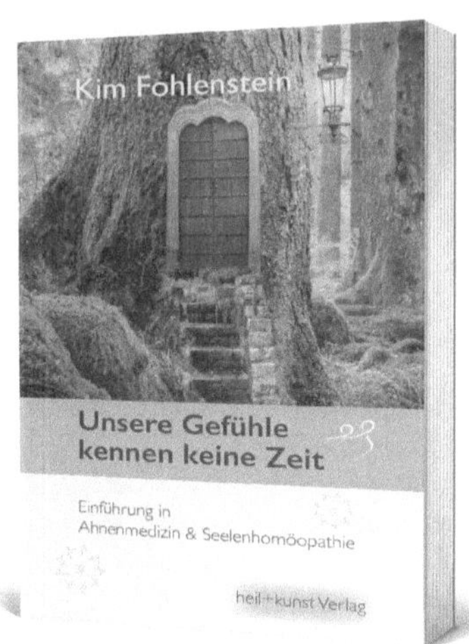

Kim Fohlenstein

Unsere Gefühle kennen keine Zeit

Einführung in

Ahnenmedizin & Seelenhomöopathie

ISBN 9783946812166

18,-€

DIE INNEREN ELTERN LIEBEVOLL VERÄNDERN

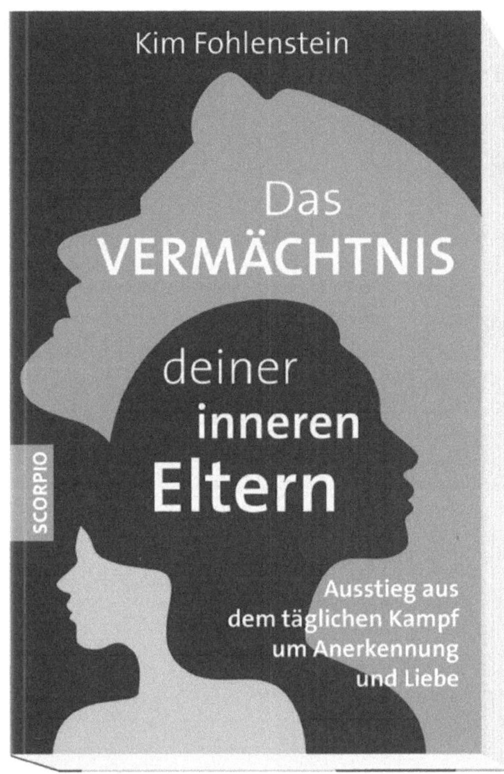

»Unsere äußeren Eltern müssen wir nehmen, wie sie sind. Unsere inneren Eltern können wir nach eigenen Bedürfnissen reifen lassen. Ich jedenfalls werde den inneren Eltern in meiner Aufstellungsarbeit ihren Raum geben, damit sie zu aktiven Teilnehmern der von Kim Fohlenstein eingerichteten >inneren Tafelrunde< werden!«
Marlies Holitzka

240 Seiten | Klappenbroschur
18,00 € (D) / 18,50 (A)
ISBN 978-3-95803-493-8
Auch als E-Book erhältlich

Wer hätte noch nicht vom inneren Kind gehört? Mittlerweile gibt es wunderbare Methoden, um unsere abgespaltenen inneren Anteile aufzuspüren und zu integrieren.
Kim Fohlenstein bietet einen neuen heilsamen Ansatz, der das Modell des inneren Kindes weiterentwickelt. Sie zeigt, wie wir die Verletzungen und die Ohnmacht des verlorenen inneren Kindes in eine Chance für die erwachsene Frau, den erwachsenen Mann umwandeln können, indem wir ihm innere Eltern zur Seite stellen.
Mit Mut zur Selbstreflexion sowie anschaulichen Legeanleitungen gelingt es, mit diesen verdrängten Anteilen in Kontakt zu kommen, sie an unsere »innere Tafelrunde« zu bitten und so aus der erschöpfenden Wiederholung von altbekannten Konfliktsituationen und schwierigen Gefühlen auszusteigen.

SCORPIO
We Change the World

scorpio-verlag.de